［著］**岩田広治** 愛知県がんセンター副院長兼乳腺科部部長

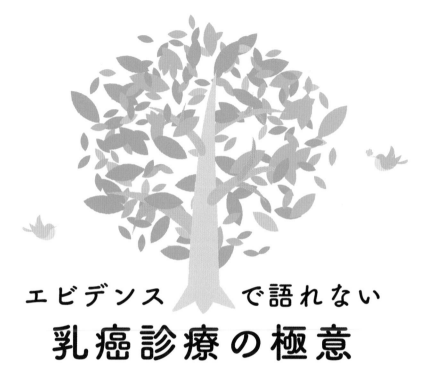

エビデンスで語れない
乳癌診療の極意

臨床30年の経験から伝えたいこと

中外医学社

はじめに

　今回の企画を出版社の方からいただき，30年の乳腺専門医としての経験を一冊にまとめて世に残すこととした.

　私は，昭和62（1987）年名古屋市立大学医学部を卒業後，ただちに当時の第2外科医局に入局した. 野球部の先輩が多く体育会系の雰囲気が気に入り，何より正岡昭教授（胸腺腫の正岡分類，重症筋無力症に対する拡大胸腺的手術で有名）にあこがれて外科の道に進んだ. 大学および関連病院での外科一般のトレーニングの後，医師5年目（1992年）に大学に戻り研究生活に入った. 当時大学の講師をしていた小林俊三先生が指導する内分泌グループに所属し，ここから私の乳腺科医としての歴史が始まった. がんの浸潤・転移に関する因子に関する研究で学位をいただいた後，地域医療の最前線の病院（当時100床）に赴任，大学に戻って2年間は大学の助手（乳腺・内分泌外科医）として働いた. 平成10（1998）年に愛知県がんセンターに着任して25年，乳腺専門医として働いてきた.

　30年間に自ら執刀した乳癌の患者さんは1,000人を超え，チームで経験した乳癌患者数は1万人を超える. 再発患者さんも1,000人を超える方を自ら治療した. 乳癌治療の大きな変革の時代に，乳癌診療の最前線にいられたことに運命を感じる. 多くの患者さんから学び，教えられ，先輩・後輩との議論の中で，様々なアイデアが生まれた.

　エビデンスや標準治療の記載ではなく，技術的なノウハウでもなく，30年間，私が常に考え（今も考え），後輩に残しておきたい想いを綴った.

目次

略 語 表

5-FU：fluorouracil
AC：adriamycin / cyclophosphamide
ACP：advanced care planning
AE：adverse event
AI：aromatase inhibitor
AVA：Avastin® (bevacizumab)
Ax：axillary lymph nodes dissection
Bp：partial mastectomy
Bt：total mastectomy
BV：bevacizumab
CBDCA：1,1-cyclobutanedicarboxylic acid (carboplatin)
CDDP：cis-diamminedichloro-platinum (cisplatin)
CDK4/6：cyclin-dependent kinase 4/6
CPA：cyclophosphamide
cPD：clinical progressive disease
cPR：clinical partial response
CPT-11：camptothecin-11 (irinotecan)
cCR：clinical complete response
cSD：clinical stable disease
ctDNA：circulating tumor DNA
DCIS：ductal carcinoma in situ
DFI：disease free interval
DOC：docetaxel
DTX (TXT)：docetaxel (Taxotere®)
DXR：doxorubicin
E2：estradiol
EC：epirubicin / cyclophosphamide
EPI：epirubicin
ER：estrogen receptor
EVE：everolimus
EXE：exemestane
FEC：fluorouracil / epirubicin / cyclophosphamide
FISH：fluorescence in situ hybridization
FUL：fulvestrant
GEM：gemcitabine
HBOC：hereditary breast and ovarian cancer syndrome

HER2: human epidermal growth factor receptor type2
HPD: trastuzumab (Herceptin®) / pertuzumab (Perjeta®) / docetaxel
IDP: intraductal papilloma
ILD: interstitial lung disease
LET: letrozole
LH-RHa: luteinizing hormone releasing hormone agonists
MPA: medroxyprogesterone acetate
MSI: micro satellite instability
MTX: methotrexate
nab-PAC: nab-paclitaxel
NSM: nipple-sparing mastectomy
P: pertuzumab (Perjeta®)
PAC: paclitaxel
PARP: poly ADP-ribose polymerase
pCR: pathological complete response
PD: progressive disease
PD-L1: programmed death-ligand 1
PgR: progesterone receptor
PMRT: post-mastectomy radiation therapy
PR: partial response
PTX: paclitaxel
QOL: quality of life
RS: recurrence score
RT: radiation therapy
SD: stable disease
SDM: shared decision making
SERD: selective estrogen receptor downregulator
SERM: selective estrogen receptor modulator
SLNB: sentinel lymph node biopsy
SSM: skin-sparing mastectomy
TAM: tamoxifen
TC: docetaxel (Taxotere®) / cyclophosphamide
T-DM1: trastuzumab emtansine
T-DXd: trastuzumab deruxtecan
TN: triple negative
UFT: tegafur / uracil
VATS: video-assisted thoracoscopic surgery
VNR: vinorelbine
XC: capecitabine / cyclophosphamide

周術期乳癌診療への想い

1）正しく乳癌と診断するために ～第一歩は正しい診断～

2）他の疾患も念頭に診断を ～乳癌以外の疾患も知っておこう～

3）乳癌の発生について

4）究極の二者択一 ～全摘 or 部分切除～

5）患者さんと医療者の予後の見込みには乖離がある

6）Informed consent と shared decision making

7）病人を診る

8）多様性を尊重して

① 正しく乳癌と診断するために
～第一歩は正しい診断～

　乳癌治療を始める前に，まずは本当に乳癌なのかを正しく診断することが最も重要である．ある程度の大きさの病変になると，正しい診断を得ることは難しいことではない．触診，X線（マンモグラフィ），超音波で不整な形態をしたしこりがあれば，画像だけで容易に乳癌と診断がつくものも多い．しかし確定診断には細胞診や針生検による病理診断が不可欠である．画像検査で間違いなく乳癌と診断できるケースでも，治療方針決定のために，針生検によりがんの性質（バイオロジー）を調べることは重要なステップである．また画像では乳癌が限りなく疑われるケースでも稀に乳癌でないことを経験する．逆に病理医が乳癌と診断した場合でも，画像検査の所見と病理のコメントに乖離があるようなケースでは誤診をしないように慎重な対応が重要になる．

　過大侵襲になりやすい疾患に乳頭部腺腫（adenoma of the nipple）や，硬化性腺症などがある．乳頭部腺腫は乳頭部に発生する良性腫瘍であり，早期であれば乳頭を残した切除も可能である．硬化性腺症は画像所見が派手であり|画像1|，稀に早期乳癌を合併することもあるが，基本的には良性疾患として経過観察で十分な病態である．間違って乳房全摘術などしないようにしたい．

　血性乳頭分泌症例への適切な診断プロセスはぜひ覚えておいてほしい（本の紹介：乳管造影アトラス．愛知県がんセンター乳腺科，編．2020年．金原出版）．血性乳頭分泌症例も，マンモグラフィ，超音波で所見がはっきりしない場合，経過観察になっているケースが多いことを耳にする．造影MRI検査では乳管内の血性分泌液はT1強調画像でhigh densityに撮像されるため，責任病巣の局在がわかりにくい場合が多い．このようなケースでは一度，乳管造影検査を施行してほし

JCOPY 498-16034

い．決して難しい手技ではなく，患者さんへの侵襲も軽微である．乳頭直下の主乳管内に乳管内乳頭腫（intraductal papilloma: IDP）が存在して，これが血性分泌の責任病巣と確定できるケースは多く｜**画像2**｜，局所麻酔での日帰り手術で根治が可能である（責任乳管を乳頭下で縛り腫瘍を摘出）．非浸潤性乳管癌のケースでは，乳管造影所見を詳細に検討することで，病変の範囲が同定可能になり，乳管腺葉区域切除（microdochectomy）で根治が可能になる．その他，同時再建手術で乳頭を残すこと（乳頭乳輪温存乳房全摘術）が可能かどうかの判断に，乳頭から病変までの距離という重要な情報を提供してくれる．

画像1 ｜ **右硬化性腺症**

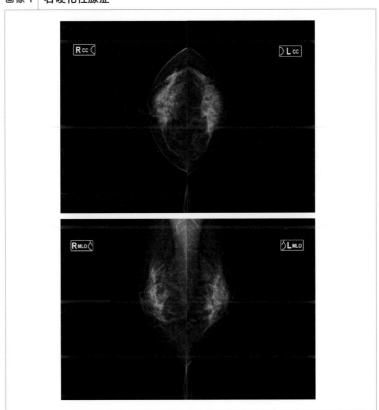

画像2 | 乳管内乳頭腫（乳管造影）

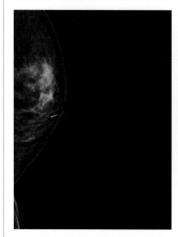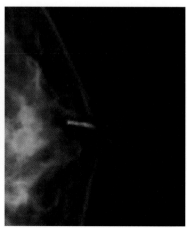

針生検をしたらすぐに手術は都市伝説

　「診断のために針を刺したらがん細胞が全身に散らばってしまうから，早く手術をしないといけない」と言われる先生がいます．間違った認識ですので，誤解しないでください．がん細胞が全身に転移するためには，がん細胞が血管内に入り，別の臓器（骨，肝，肺など）で血管から出て臓器の中を進展・増殖して，初めて遠隔転移が成立します．この一連のプロセスは，がん細胞が主体的な能力を身につけた際に初めて現実となります．逆にいうと，このような能力を持たないがん細胞が血管の中に入り込んでも，がんの転移は成立しません．もちろん，がんと診断されたら，早めに治療を開始することは重要ですが，針生検をしたらすぐに手術をしないとがん細胞が全身に散らばってしまうというのは都市伝説です．

JCOPY 498-16034

② 他の疾患も念頭に診断を
～乳癌以外の疾患も知っておこう～

　乳癌と確定診断された次のステップは，治療方針の決定である．リンパ節転移が臨床上疑われないケースでは，画像による全身検索を行うことは，世界中のガイドライン共通で勧められていない．この状況下で検査をしても，遠隔転移が見つかる可能性は極めて稀であり，患者さん個人としては偽陽性による過大検査が問題であり，国のマクロ医療経済としても医療費の無駄につながっている．しかしstage ⅡB以上の腋窩リンパ節転移が臨床上明らかなケースでは，遠隔転移の有無について検査を行い，患者さんに適切な治療選択を勧められるだけの情報収集が大切である．

　ここで注意してほしいのは，乳癌以外の疾患が偶然見つかることがあることである．画像で見える所見，検査値異常を，すべて乳癌に関連した事象と思い込まないことである．私も多発骨転移と診断されて紹介された早期乳癌患者が，実はMcCune-Albright症候群であったケース｜画像3｜や，同様に多発骨転移と診断されたケースで，低悪性度の悪性リンパ腫を合併していたケースなどを経験している．骨シンチやPET検査で骨転移と間違われやすい疾患（SAPHO症候群｜画像4｜，類骨骨腫〔osteoid osteoma〕｜画像5｜など）は多く存在する．乳癌を診る先生方は，患者の画像所見が病状と一致しない場合や"おや？"と思ったときには，他領域の専門家と連携して，正しい診断を常に心がけてほしい．

　腋窩リンパ節の評価も日常臨床で間違いが起こりやすい．PET検査で腋窩リンパ節に集積を認めた場合，単純にリンパ節転移と決めつけず，ワクチン接種による反応性のリンパ節腫大の可能性｜画像6｜，職業で同側の腕に常に傷がつきやすい状況がないかどうか｜画像7｜，インプラント挿入によるシリコンにリンパ節が反応した可能性｜画像8｜

などを念頭に置くことが大切である．間違った診断によって患者さんの運命は大きく変わってしまうことを肝に銘じてほしい．

画像3 | 多骨性線維性骨異形成症

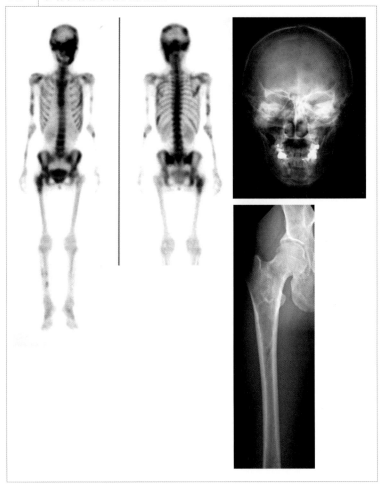

JCOPY 498-16034

画像 4 │ SAPHO 症候群

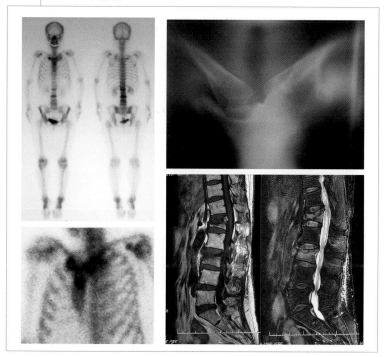

画像 5 │ 類骨骨腫

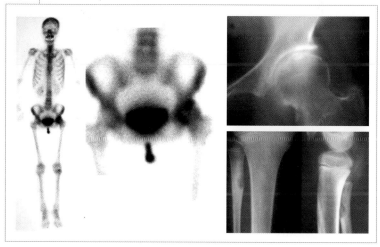

画像6 | ワクチン接種でリンパ節腫大

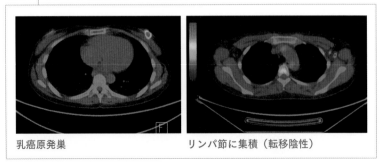

乳癌原発巣　　　　　　　　　　　リンパ節に集積（転移陰性）

画像7 | 壊死性リンパ節炎

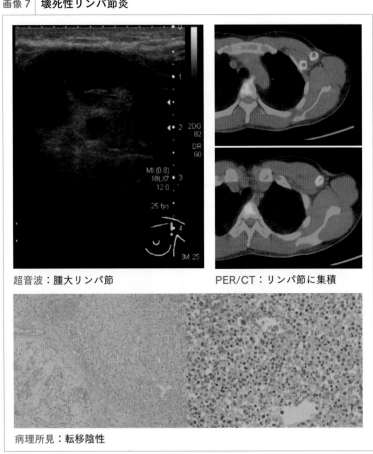

超音波：腫大リンパ節　　　　　　PER/CT：リンパ節に集積

病理所見：転移陰性

JCOPY　498-16034

画像 8 | 反応性濾胞過形成

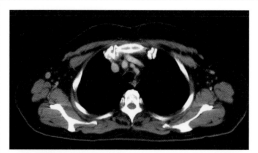

CT：右腫大腋窩リンパ節

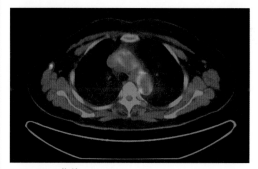

PET/CT：集積

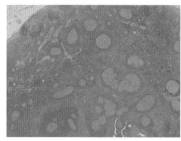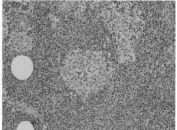

病理所見：反応性濾胞形成転移陰性

③ 乳癌の発生について

　ところで，どうして乳癌はできるのだろうか？　女性のがんのトップは乳癌で，日本国内で年間10万人近い方が乳癌に罹患する．日本人の乳癌罹患数は右肩上がりで増え続け，欧米の罹患率と肩を並べるまでになった．原因の1つはライフスタイルの欧米化が挙げられる．肉食，早期初潮，晩期閉経，未出産などが外的要因として疫学調査などでいわれているが，たばこと肺癌のように因果関係が明確な外的要因は多くはない．唯一，生まれながらに特定の遺伝子の異常をもった遺伝性乳癌卵巣癌症候群（HBOC）の方は，乳癌および卵巣癌の発生リスクが極めて高くなる．

　乳癌（乳管癌）は乳管上皮細胞の遺伝子異常によって，正常細胞ががん細胞に変化することで生まれる．がん細胞が生まれると，がん細胞の特徴である無秩序な増殖（細胞分裂）を繰り返し，まず乳管内で増えてくる．同時にがん細胞周囲の正常な乳管上皮細胞もがん細胞への置き換わりが起きる．細胞分裂を繰り返す中で，新たな遺伝子異常を獲得して，乳管内から基底膜を破壊して，乳管の外へ浸潤する．乳管内には血管，リンパ管は存在しない．乳管外の血管から栄養分や酸素だけが乳管内に流れ込み，がん細胞を支えているが，乳管内にがん細胞が留まっている場合（非浸潤がん）には，がん細胞が乳管外のリンパ管や血管内に入り込むことはない．つまり理論的にはリンパ節転移や遠隔転移が起きることはない．また個々のがんによって，乳管内で広く拡がる性質はあるが，乳管外に浸潤するポテンシャルを持たない場合と，早期から乳管外に浸潤する性格を取得する場合がある．この性質の違いによって，患者さんの画像検査での所見がさまざまに変わる．

JCOPY　498-16034

column 2

マンモグラフィの石灰化はがん細胞の死滅した痕跡

　乳管内で細胞分裂を繰り返しがん細胞が増殖すると，特に急激な細胞数の増加が起き，乳管外から供給される栄養と酸素が増殖したがんの中心部分の細胞に行き届かなくなります．やがて中心部分のがん細胞は死滅して壊死という状況になります．その後壊死した部分が石灰化することで，悪性度の高いがん細胞で特徴的にみられる石灰化の所見 |画像9| が現れてきます．

画像9 | **マンモグラフィの石灰化**

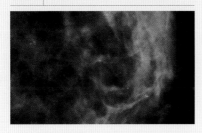

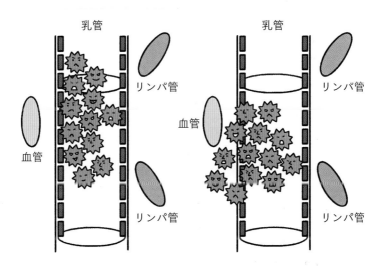

非浸潤がん（左）と浸潤がん（右）

がん細胞の周囲の正常乳管上皮細胞もなぜがん化するのか?

　手術で切除した乳腺組織を顕微鏡で観察すると，主病変（浸潤がん）の周囲に非浸潤がんが広がっていることをよく目にします．乳管を輪切りにしたような所見で，一層の細胞が存在しているだけの部分を見て，病理医が「これもがん細胞です」と言われたことが耳に残りました．正常乳管上皮細胞ががんになり増殖をして乳管内に広がった場合，ちくわの中に詰め物をしたように，がん細胞の周囲には正常乳管上皮細胞が取り巻いていなくてはおかしい．しかし現実には，がんに変わった乳管上皮細胞だけでなく周囲の正常な乳管上皮細胞もがんへの置き換わりが起きていたのです．どうしてこのような現象が起きたのでしょうか？　私は以前から，がん細胞が隣の正常乳管上皮細胞に，「お前もがん細胞になってみろ，いいことがあるぞ！」と囁いているのではないかと想いを馳せていました．最近になって基礎研究で，このささやきが現実に起きていることなども証明されているらしい[1]．がん細胞の振る舞いは奥が深い．

◎文献

1) Hass R, von der Ohe J, Ungefroren H. Potential role of MSC/cancer cell fusion and EMT for breast cancer stem cell formation. Cancers (Basel). 2019; 11: 1432.

オカルト乳癌の新考察

　オカルト乳癌は乳房の中に原発巣と認識する乳癌がないのに，腋窩リンパ節転移を認める病態のことを意味します．まだ画像診断の精度が悪かった時代は，画像で見つけることができない乳癌が乳房内に存在して，早期に腋窩リンパ節転移を起こしたと理解されていました．そのために，治療は腋窩リンパ節郭清と乳房切除が推奨されていました．近年画像診断が進歩してかなり微細な病変まで発見できる時代になりましたが，やはり乳房内にまったく病変を認めないケースが散見されます｜画像10｜．このようなケースでは腋窩リンパ節郭清は行いますが，乳房は照射のみで様子を見ることも多くなりました．このようなケースの長期観察でも乳房内に乳癌が顕在化してこないことを多く経験します．さらにオカルト乳癌の原発巣が乳房内に必ずあると仮定したら，原発巣が顕

在化する前に腋窩リンパ転移を起こしているがんの性質はかなり悪性度が高いと予想できます．しかし実際にオカルト乳癌の腋窩リンパ節転移のサブタイプを調べると，通常の乳癌のサブタイプの分布に近いことがわかりました．我々は，オカルト乳癌は腋窩リンパ節内に存在する異所性乳管上皮細胞から発生した乳癌ではないのかという仮説をたて，切除した腋窩リンパ節の病理標本を見直し，リンパ節内に正常乳管上皮を発見して，2018年に論文を発表しました[2]．これが真実であれば，真のオカルト乳癌に対する治療方針が将来変わる可能性があります．

画像10 | **オカルト乳癌**

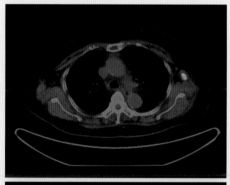

PET/CT
左腋窩リンパ節に集積

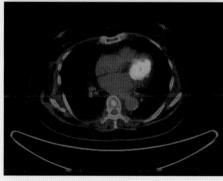

PET/CT
原発巣に集積なし

◎文献
2) Terada M, Adachi Y, Sawaki M, et al. Occult breast cancer may originate from ectopic breast tissue present in axillary lymph nodes. Breast Cancer Res Treat. 2018; 172: 1-7.

究極の二者択一
～全摘 or 部分切除～

　乳癌の初期治療はがんのサブタイプと進行度によって，術前薬物療法，手術先行，術後薬物療法，術後放射線治療の推奨がエビデンスに基づいて決まってくる．この方針は世界中どこでもほぼ同じであり，自分の経験値による匙加減をすべきではない．しかし手術の方法については，患者さんの希望が最大限優先される．10年ほど前には乳房温存率の高い病院が良い病院であるかのような風潮があった．各病院の温存率の比較を掲載する報道などもよく目にした．果たしてこれは正しい道であったのだろうか．私はその当時から時代に逆行しているかもしれないが，無理な温存はせずに，全摘が望ましい方には，迷わず全摘をお勧めしていた．結果として最も温存率の高い病院では90％を超える病院がある中で，当院の温存率は50％強であった．その当時温存を推進する多くの先生の説明は，「温存しても全摘しても生存率に変わりありません，どうしますか」というものだった．この当時からエビデンスが変わっているわけではなく，実はこの情報では説明が不足しているのである．乳房温存術（乳房部分切除＋術後放射線治療）を行っても，残存乳房内再発は10年で10％起こる危険性があり，乳房内再発を起こしたケースの1/4は命の危険性が出ることを説明しなくてはいけないと考えている│表1│．もちろん最終的に命の危険性のリスクは2.5％という小さな数字であるが，これをどの程度重く受け止めるかは患者さん個々で違うはずである．当時先生に勧められて温存術をした方が乳房内再発を起こした際に，「私は全摘でよかったのに，先生が温存を強く勧めるからこうなった」というような発言をセカンドオピニオンなどでもよく耳にする．

　データに基づいて再発，生存の予測値を説明することはできるが，困るのは部分切除をした際の整容性を患者さんにイメージしていただ

くことである．全摘してしまった際の写真は過去の患者さんに許可を
もらって撮影した写真をお見せすることで，概ね同じイメージを共有
できる．しかし温存術後の整容性は個々の患者さんで乳房の大きさ，
形，切除すべき範囲などさまざまで，過去の写真ではイメージの共有
が難しいことを感じていた．これを解決すべく企業とタイアップして，
部分切除後のイメージをシミュレーションできるソフトの開発を進め
院内で検証している｜画像11｜．根治性と整容性を患者さんが正確に
知った上で，全摘＋同時再建のオプションもある中で，全摘するか部
分切除するかの選択は患者さんにとっての究極の二者択一であると感
じている．

表1｜全摘と部分切除の比較

	全摘	部分切除
術後の放射線	必要なし	16〜25回（土日祝を除いて毎日）
残した乳房への再発の危険性	ほぼなし	10年で10％（放射線をやらないと30％）
もし乳房に再発したら	×	全摘が基本
乳房に再発した時の，命への影響	×	再発した方の1/4で影響あり（最初の選択の2.5％）
遠隔再発（骨，肺，肝臓など別の場所に乳癌が再発する）の危険性	全摘と部分切除は同じ	

画像11｜シミュレーターソフトの結果

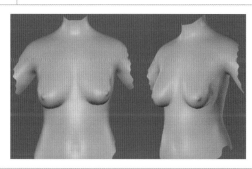

左乳癌温存後

5 患者さんと医療者の予後の見込みには乖離がある

　手術が終わって，全身治療を行うかどうかを患者さんと shared decision making（SDM）しなくてはいけない．病理診断で得られた浸潤径，リンパ節転移の有無，組織学的悪性度，ER（エストロゲンレセプター）発現，PgR（プログステロンレセプター）発現，HER2発現，Ki67発現，OncotypeDX の RS(recurrence score) などの結果を基に，患者さんと相談をすることになる．当然医療者は，極力再発をさせないためにとの想いで，患者さんに治療をお勧めすることになる．このときに医療者が知っておくべきは，患者さんと医療者が思っている予後の見込みがかなり違うということである[3]．患者さんは過剰に悲観して，気持ちの落ち込みを感じたり，逆に楽観しすぎて，本来行うべき治療がされなかったりすることが起きる．我々は，正しい病理結果を伝えたうえで，個々の患者さんのベースラインリスクと治療を受けた際に見込める予後の改善効果，受ける治療の副作用について，わかりやすく説明することが重要である．我々の説明を理解した上で，受ける治療を最終的に決めるのは，患者さん自身である．

◎文献
3) Mori M, Yoshimura A, Sawaki M, et al. Differences in baseline risk estimated by physicians and patients with early breast cancer. Jpn Clin Oncol. 2021; 51: 1703-7.

6 Informed consent と shared decision making

　患者さんが治療を決める上で，決断するための情報を，我々が正しく伝えることが大切な第一歩である．しかし情報を提供しただけで，「次までに決めてきてください」ではいけない．Informed consent が医療界で常識になり，何の説明もなく治療を行うことは今ではあり得ない．しかし治療の選択肢を提示した上で，選択するのは患者さんだからと丸投げしている医師が少なくないのも事実である．このような医療が行われてきた背景には現場が忙しすぎて，1人の患者さんにゆっくり時間を使えない現実がある．別の要因として，患者さんからの質問に正しく回答できる自信が医療者にない可能性もある．医療者

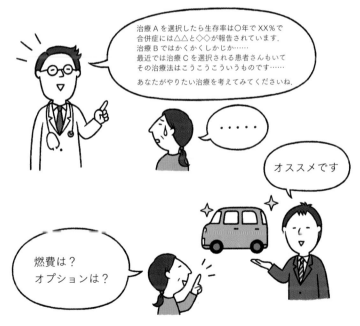

医療の現場でも，患者さんが質問できる雰囲気を

が一方的に患者さんに説明をして，次回までに決めてきてもらえば，質問を受ける場面はなく，自分の未熟さを露呈することはない．しかし，これではSDMとはいえない．医療とは異なるが，車を購入する現場を想像してもらいたい．購入者はディーラーに行って，担当者にどのような車を買いたいかの希望を言う．担当者は希望に沿ったラインナップの紹介をしてくれるが，そこで何も質問せずに車を決めることができる方は少数ではないだろうか．性能，燃費，デザイン，アフターサービスなど，多くの購入者は納得がいくまで質問をして，購入する車を決めていると思う．医療，特に周術期に受ける治療は患者さんの命に直結する選択になる．それを決める場面で，質問を受けて，丁寧に説明をすることは，医療者でなくとも社会人として，職業人として当然のことのように感じる．SDMは，受ける医療に関連した情報を医療者が提供し，患者さんからの質問を受け，言葉のキャッチボールを繰り返し，最終的に患者さんが自ら受ける治療を決断する．この一連のプロセスが正しく行われることで，医療者と患者さんの間の信頼関係が構築されるのではないだろうか．

JCOPY 498-16034

⑦ 病人を診る

　誰もが病気になりたくない．毎日の生活の中で，多くの方は病気を意識して生活をしていないはずである．自分も年に1回の健康診断は受けているものの，体調に異変がない限り，病気になることを想定して生活設計をしていない．乳癌は他のがんに比べて若い年齢層の方が罹患する．30歳代から60歳ごろまで，子育てが忙しく，職業人としても忙しく働く世代に突然襲いかかる病気である．病院に来る乳癌の患者さんは，すでに診断が確定された方から，がんなのか不安で来られる方までさまざまであるが，来院された患者さんの背景にある日常生活（家庭，職場など）は100人いれば100通りである．初診で来ら

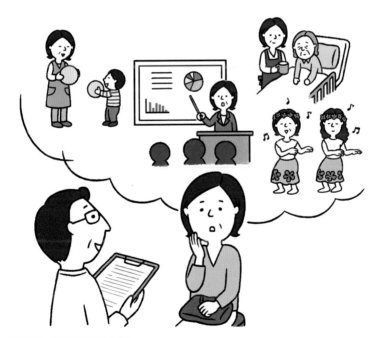

患者さんの背景は百人百様

れた患者さんに,「ここで治療をするにあたって,希望したいことは何かありますか,何でも構いません」と声をかけてみてほしい.少し考えて(ここで医療者が黙って待つことが大切),患者さんは仕事のこと,家族のこと,治療内容のこと,いろいろな想いを口に出してくれる.医療者はそれを受け止めて,乳癌という病気を診るのと同時に,1人の患者さん(病人)を診ることを心がけてみてほしい.もちろん患者さんは他人なので,感情移入までして診ることはできないし,する必要もない.しかし完全な3人称として対応するのではなく,2.5人称として患者さんに接するのがよいかもしれない.私は昔から患者さんに好かれるように(誤解のないように言うと,患者さんが私に会いに来ることが楽しくなるように),診察の現場では振る舞ってきた.Doctorではなく,Actorとして演じているわけである.さまざまな患者さんの個性に合わせるために,多くのキャラクターを演じている自分がいる.素晴らしい医師(Doctor)は,一流の俳優(Actor)でもある必要があると思っている.

JCOPY 498-16034

8　多様性を尊重して

　乳癌の初期治療を行う際にエビデンスに基づき，患者さんとのSDMの中で，個々の患者さんにとっての最適な治療を提供することが重要なことはすでに述べてきた．しかし，どれだけ説明をしても，自分の確固たる想いを持ち，医療者の意見を受け入れてくれない方もいる．このような方に対して，以前は腹も立ち，翻意してもらうために，長時間の説得を試みたりもした．しかし多くは無駄な時間で終わってしまっていた．最近は自分が年齢を重ねて，世の中の多様性に対して寛容になったこともあり，無駄な説得の時間は使わずに，多様性を受け入れる姿勢に変わってきている．患者さんにとっての幸せは何か？自分の尺度の中では理解できない場合も，多様性を尊重して寛容な対応をすることが，患者さんの幸せのお手伝いに繋がると感じるようになった．

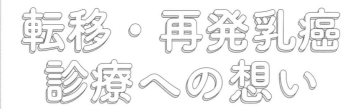

転移・再発乳癌
診療への想い

1 乳癌がなぜ再発するのか

　多くの患者さんが，そして医師が，どうして再発したんだろう，何かいけないことがあったのかと自問自答する．乳癌に罹患された方の約20％は，周術期に適切な治療がされたにもかかわらず転移・再発を起こす．再発する危険性（リスク）は，患者さんが病院に来院されて乳癌という診断がついたときの進行度によって異なる．非浸潤がん（Stage 0）の方は手術でがん細胞が完全切除された場合，再発する危険性は理論的には0である．浸潤がんになり，腫瘍径が大きくなり（T stage），リンパ節転移が起き（N stage），ステージが高くなれば，それによって再発リスクは増す．

　なぜ転移・再発をするのかを，わかりやすく患者さんに説明できることが大切であり，そのためには乳癌が発生してから，進行するまでのメカニズムを知っていることが最低限必要である．

　正常乳管上皮細胞の遺伝子に何らかの原因で異常が発生し，その異常が蓄積されることでがん細胞に変化する．がん細胞に変化した細胞は，無秩序な細胞分裂を繰り返し増殖する．この細胞分裂のスピード感を見ている指標がKi67の値である．まず乳管内で増殖したがん細胞は，まさに土管の中を広がるように乳腺の中に張り巡らされている乳管内を広がる．またさらなる遺伝子変化の獲得によって，がん細胞は乳管上皮細胞の周りの基底膜を破り，乳管の外に出ていく．こうなった状態が浸潤がんである |図1A，B|．

　浸潤がんと非浸潤がんの決定的な違いは，がん細胞が乳房以外の場所に移動する可能性が出てきたかどうかである．乳管の外には，血管やリンパ管が流れている（乳管内には原則血管・リンパ管はない）．浸潤がんになったがん細胞は，いつでも血管内あるいはリンパ管内に侵入する可能性が出てくる．リンパ管に侵入したがん細胞の多くは腋

窩のリンパ節にトラップされる（最初にトラップされるリンパ節のことをセンチネルリンパ節と呼んでいる）. 腋窩リンパ節に転移があるかどうかは，手術の前の画像検査あるいは，手術中にセンチネルリンパ節生検を行い顕微鏡レベルでのがん細胞の有無を調べることで確定する. しかし，血管内に入ったがん細胞が全身のどこかに潜んでいるかどうかは現在の検査手段,画像検査では正確に判定することは難しい.

1990年代の論文に，早期乳癌の患者さんに対して，骨髄中のがん細胞の有無を調べた論文がある. それによると，リンパ節転移のなかった症例でも約30％で骨髄中のがん細胞が同定されている[4]. もちろん，この30％のすべてで転移・再発が顕在化するわけではなく，身体の免疫機能から逃れて生き延びたがん細胞が，他の臓器等に生着して増殖することで，転移・再発は顕在化すると考えられる. 転移・再発が顕在化するタイミングもがん細胞の性質によって異なる. 当院での検討でも，ER陽性乳癌は術後5年以降での再発も多く|図2|，中

図1 | A: 非浸潤がん，B: 浸潤がん

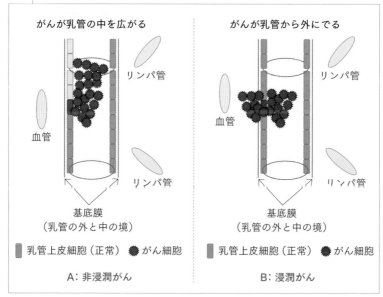

図2 | 当院でのホルモン受容体による再発時期1771例（1998 ～ 2003年）

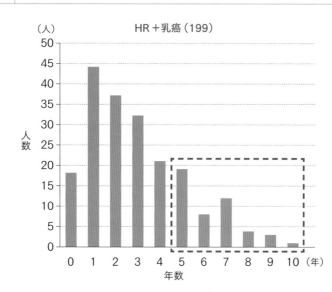

HR＋乳癌（199）

199例中47例（23.6％）が5年目以降に再発した.

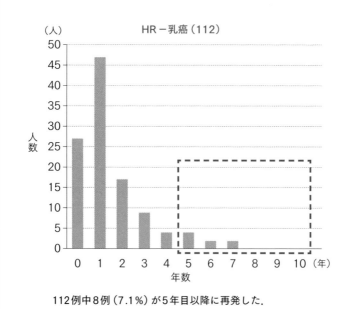

HR－乳癌（112）

112例中8例（7.1％）が5年目以降に再発した.

JCOPY 498-16034

には10年を超えての再発も稀ではない[5]．ホルモン受容体陽性乳癌は特に原発巣から血液に入ったがん細胞が，骨髄中に眠るような状況（dormancy）で存在して，何らかの身体の変化によって，がん細胞が活性化して他の臓器に移動して生着するのではないかと考えている[6]．TN乳癌，HER2陽性乳癌は，手術後早期に再発するケースが多い．このようなケースではがん細胞は，dormancyの状況になる前に，血液中を循環している状況下の中で，すでに免疫機能をすり抜けて他臓器に生着して増殖をすることで転移・再発が顕在化すると考えられる．このように，なぜ乳癌が再発をするのか，そのメカニズムを知っていることで，患者さんの質問にも理論的に（わかりやすく説明をしないといけないが）説明をすることが可能になる．

column 5

がんは毎日発生しているわけではない

　誰でも毎日がん細胞は生まれていますが，自分の免疫が細胞を殺しているので，がんが発生することは少ないという話を患者さんからよく耳にします．これは間違った理解です．毎日起きているのは全身のさまざまな細胞の遺伝子に傷がついているだけです．しかし正常な細胞は遺伝子に傷がついても，それを修復する機構をもっているので，傷が継続して残ることは少ないです．しかし何らかの要因で傷が遷延し，積み重なることで，正常細胞ががん細胞へと変化をします．

◎文献

4) Diel IJ, Kaufmann M, Costa SD, et al. Micrometastatic breast cancer cells in bone marrow at primary surgery: prognostic value in comparison with nodal status. J Natl Cancer Inst. 1996; 88: 1652-8.
5) 波戸ゆかり，藤田崇史，安藤由明，他．ホルモン受容体陽性乳癌の再発時期に関する検討．乳癌の臨床．2012; 27: 153-8.
6) Iwata H. Future treatment strategies for metastatic breast cancer: curable or incurable? Breast Cancer. 2012; 19: 200-5.

2 再発が起きる前に
～初期治療の段階で～

　転移・再発が起きたときに，医療者（主に医師）は患者さんに状況を説明しなくてはいけない．患者さんの正しい理解のために手術後に受けている説明が極めて重要である．初期治療の段階で早期乳癌（Stage I）であっても，全身検索（PET/CT など）を行い遠隔転移がない場合（ほとんどケースでないのであるが），"転移はなかったです，よかったですね"と説明を受けていることが多い．このようなケースで転移・再発が起こると，"先生は術後に転移はなかったと言ったのに，なぜ再発したんですか??"と医師を問い詰めるような発言を聞くことが多い．そもそも，早期乳癌に対して全身検索（PET/CT, CT, 骨シンチなど）を行うことは世界のガイドラインで推奨されていない．Stage II 以降のリンパ節転移があるようなケースでは，初期診断時に顕在化する遠隔転移を伴っているケースもあり，全身検索を実施するが，その場合でも多くの場合に画像で見つかるような転移巣は同定できない．このような場合，"画像で見えるようながん細胞の塊はありませんでした"，"しかし，がん細胞1個1個は非常に小さく，画像で見えないがん細胞の塊がどこかに潜んでいる可能性は当然あります"と説明しておくと，後日の誤解を回避できる．このような初期治療の説明の際に，患者さんから，"先生，乳房にできている私のがんは1個ですか2個ですか"という発言（質問）をよく耳にする．このような発言があった場合，画像（超音波がbetter）を見せながらすかさず，"この黒く見える乳癌の中には，乳癌の細胞がどのくらい集まっていると思いますか？"と質問を投げかけるとよい．さまざまな答えをされると思うが，"画像で1cmになるような乳癌の中には，1億個程度のがん細胞が集まっています．全身検索をしても1,000個程度のがん細胞が集まっていても見えるわけないですね"と説明をすると，ほと

んどの方が納得する.

　もう1つ周術期の説明で重要なことは，患者さんに転移・再発が起きる可能性の予測値を説明しておくことである．個々の患者さんで，医療者の前に来たときのステージが違う．できた乳癌の性質（サブタイプ）も違う｜図3｜．手術だけで終わった場合，手術＋放射線治療を受けた場合，さらに標準的な薬物療法を追加で受けた場合の，術後5年あるいは10年間で転移・再発が出る可能性の予測値｜図4｜を，さまざまなツールで導き出すことが可能である．当院では過去の当院のデータをもとに，すべての患者さんで予測値を出し，手術後の全身治療を受けるかどうかの患者さんのshared decision making（SDM）に使っている．患者さんが最終決定するために欠かしてはいけない説明が，"転移・再発（遠隔再発のことであるが）を起こしたら原則完治することはありません"，"転移・再発を起こさないために今できる最善の治療を受けることをお勧めします"である．

　以上のような説明を周術期に受け理解をした方は，自分の意志で治療を受けなかった場合も，最善の治療を受けた場合も，転移・再発をきたした際に，自分の置かれた状況を理解できる．

図3 | 乳癌サブタイプ分類

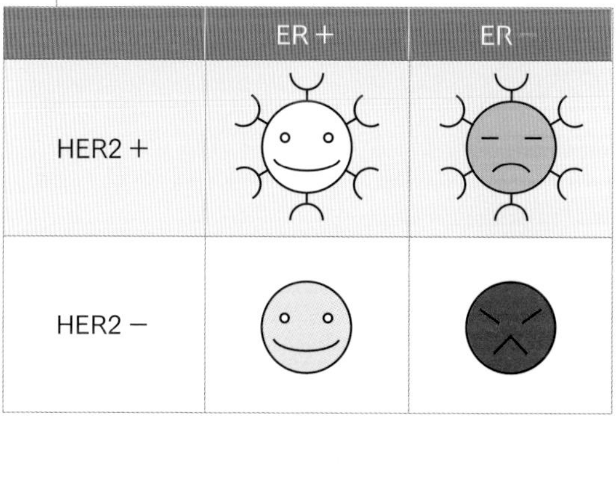

	ER＋	ER－
HER2＋		
HER2－		

図4 転移・再発のリスク

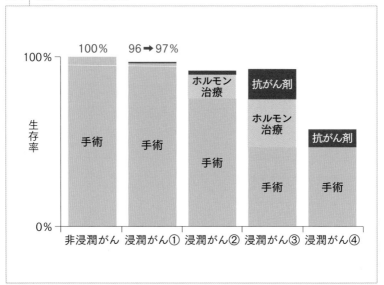

JCOPY 498-16034

③ 治る再発と治らない再発

前項の中で，転移・再発は原則治らないと説明をすることが重要と記載したが，術後に再度がんが顕在化した際に，治る可能性のある再発と，治らない再発を区別することが重要である．その判断をする際に，「1) 乳癌がなぜ再発するのか」で記載をしたがん細胞のメカニズムの理解が不可欠となる．以下に治る可能性のある再発と治らない再発の例を挙げてみたい．

1｜治る可能性のある再発

① 初期治療のセンチネルリンパ節生検で腋窩リンパ節転移陰性の判断をしていたが，術後腋窩リンパ節に転移リンパ節が顕在化したケース

→センチネルリンパ節生検が偽陰性（この時点で他のリンパ節に転移が存在した）と考え，再度腋窩リンパ節郭清を行い，術後に適切な全身治療を加えることで，完治を目指すことが可能になる．

② 初期治療で乳房部分切除を行った場合に，乳房内に再発が発見されたケース

→これは最初の手術の際に断端にがん細胞が残っていて，術後の照射でも消滅せずに顕在化してきた．あるいはnew primary（まったく新しい乳癌が発生した）の場合が想定される．いずれの場合でも，再度がん細胞を完全に除去する手術と，術後に適切な全身治療を加

えることで，完治を目指すことが可能になる．

---

③ 初期治療で部分切除でも全摘術でも同様に，大胸筋内あるいは皮下に再発が出たケース |画像12|

→このようなケースを見た際に，大循環に入ったがん細胞が，乳房内に戻ってきて再発を起こしたケースなのか，初期診断のために実施した細胞診，針生検によるがん細胞の播種（インプランテーション）なのかを見極めることがまず重要である．多くの場合，診断時の針先が腫瘍を貫いて筋肉内にがん細胞を播種させた，針を引き抜く際にがん細胞が皮下に播種されて生着したケースが考えられる．診断

画像12 | 大胸筋内再発

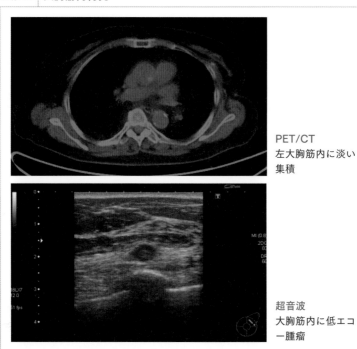

PET/CT
左大胸筋内に淡い
集積

超音波
大胸筋内に低エコ
ー腫瘤

JCOPY 498-16034

時の細胞診，針生検の針がどの方向から，どちらに向かって穿刺をしたのかという情報をカルテに記載をしておくことで予想が可能になる．このようなインプランテーションのケースは，通常の全摘で直上の皮膚を十分切除する場合や，温存療法で残存乳房に照射をするケースでは非常に少ない．しかし近年，皮膚温存乳房切除術（SSM）や乳頭乳輪温存乳房切除術（NSM）による同時再建手術を行うことが増加し，照射をしないことでこのような局所再発が起こるケースをよく目にするようになった．このようなケースでは，がんの完全切除を実施して，術後に適切な全身治療を加えることで，完治を目指すことが可能になる．

④ 初期治療後に内胸リンパ節の転移が見つかったケース

→内胸リンパ節は乳房からのファーストドレナージリンパ節の可能性がある．特に乳房内側に腫瘍が局在した場合には，腋窩リンパ節転移がなくても，内胸リンパ節に転移が存在するケースが当院の過去の拡大郭清術が施行されていたデータからも明らかである｜図5A，B｜．このようなケースでは，初期治療の段階で内胸リンパ節に転移していたがんが顕在化したと考えると，このリンパ節を切除（あるいは放射線で消滅）することで完治を目指すことが可能になる．もちろん，その後の全身治療の追加は不可欠である．

⑤ 初期治療後に鎖骨上リンパ節再発のみが見つかったケース

→がん細胞が大循環の血液中に広がっていない可能性もあり，切除（頭頸部外科との相談が必要）あるいは放射線治療でがんの消滅を目指して，完治を目指すことが不可能ではない．

図5 A：内胸リンパ節転移の頻度，B：10 年生存率（Kaplan-Meier 法）

A：内胸リンパ節転移の頻度

	腋窩リンパ節転移陽性	腋窩リンパ節転移陰性	全体（1,242 例）
内胸リンパ節転移(IM)陽性	212 例（17.1%）	30 例（2.4%）	242 例（19.5%）
内胸リンパ節転移(IM)陰性	468 例（37.7%）	532 例（42.8%）	1,000 例（80.5%）
	680 例（54.8%）	562 例（45.2%）	

腫瘍の局在	腋窩リンパ節転移陽性		腋窩リンパ節転移陰性	
	IM+	IM−	IM+	IM−
内上	14.1%	26.1%	2.9%	56.8%
内下	14.5%	31.0%	4.8%	49.7%
外上	16.4%	52.7%	0.7%	30.0%
外下	18.8%	53.6%	0.0%	27.5%
中央	25.9%	38.9%	2.8%	32.4%

1963-93 年に愛知県がんセンターで実施された拡大乳房切除術 1,242 例からのデータ：未発表

B：10 年生存率（Kaplan-Meier 法）

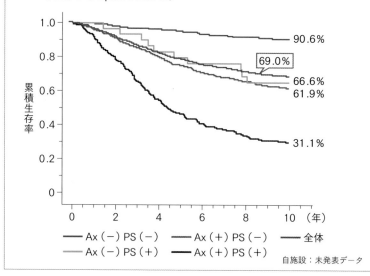

自施設：未発表データ

JCOPY 498-16034

⑥ 全身薬物療法が極めて著効したケース

→再発後の1st lineで画像上がんの完全消去（cCR）が得られた転移・再発ケースでは，その後長期にわたりがんがコントロールされるケースを経験する．注意しなくてはいけないのは，この場合も1st lineで実施する全身治療はサブタイプに応じた治療であり，決してホルモン受容体陽性の再発に標準的な内分泌療法を行わずに抗がん剤治療を優先するという意味ではない．HER2陽性の転移・再発のケースでは，1st lineが著効してcCRを長期に維持されているケースが多数存在し｜画像13｜，ER陽性乳癌｜画像14｜，TN乳癌｜画

画像13 | HER 2陽性乳癌で左鎖骨上リンパ節転移がcCR

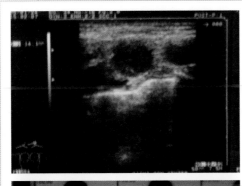

超音波
左鎖骨上リンパ節腫大

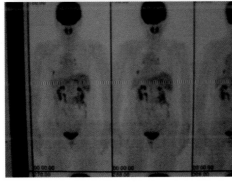

PET
鎖骨上リンパ節の集積
消失

像15｜でも内分泌治療法，抗がん剤治療でcCRとなり長期再燃を
してこないケースが存在する．残念ながら，どのようなケースが
cCRが得られるのか，どのようなケースが長期cCRで維持できる
のかの事前の予測は難しい．

画像14 | **ER陽性乳癌の多発肺転移がcCR**

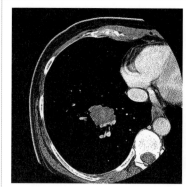

CT：右肺転移　　　　　　　　CT：10年後，cCR継続

画像15 | **TN乳癌の肺転移がcCR**

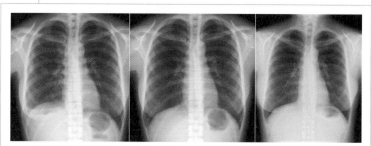

右中肺野に結節影　　　治療開始6か月で消失　　　15年後cCR継続

JCOPY 498-16034

2｜治らない再発

　がん細胞が大循環（血液中）に入り全身を巡った後に，どこかに生着して増殖して転移・再発が顕在化した場合，完治することは難しい．いったん骨髄などでdormancyになったがん細胞が，再度活性化して再発が顕在化したケースも同様に完治は困難である．遠隔臓器（骨，肺，肝，脳など）への転移，遠隔リンパ節（縦隔，腹腔内）への転移では完治は難しいが，HER2陽性乳癌のように薬物療法が極めて効果の高いケースでは1st line治療では，完治の可能性も考えて治療を行うことが大切である[7]．

① 完治できると勘違いするケース

→手術（部分切除，全摘）の後に，局所の皮膚に多数の結節を作って再発が顕在化する場合がある．これは局所へのがんの残存と考えるよりも，全身を巡ったがん細胞が再度乳房に戻ってきたと考えるべきであり，完治は難しい．

---

column 6

乳癌細胞も生まれた場所に帰る？

　鮭は生まれた川に必ず戻ってきて産卵をするといわれています．乳癌細胞も，乳房の中から大循環（血液中）に出た後，乳房に戻ってくる場合があります（Seed and Soil理論）[8]．特に手術の後の創傷治癒の過程では血管新生が起き，栄養も豊富であり，がん細胞が生着して育つ環境としては最適です．リンパ節転移が4個以上のケースでは術後胸壁鎖上照射（PMRT）の実施が強く推奨されていますが，これは血液中のがん細胞が帰ろうとする，生まれた場所の環境を悪化させ生着できないようにしていると理解しています．

◎文献

7) Iwata H. Future treatment strategies for metastatic breast cancer: curable or incurable? Breast Cancer. 2012; 19: 200-5.
8) Norton L, Massague J. Is cancer a disease of self-seeding? Nat Med. 2006; 12: 875-8.

4) 転移・再発した患者さんへの説明

　周術期に正確な説明と患者さんの理解があった場合，転移・再発が顕在化した際も，冷静に話をすることが可能となる．周術期にあまり話が入っていない場合，すぐに転移・再発の現状を受け止めることが難しいことを理解すべきである．どうして転移・再発をしてしまったのか？を初期治療の段階まで遡って丁寧に説明をすることから始めるべきである．患者さんは理解できないこと，不確実なことの恐怖が最もつらいと認識すべきである．多くのセカンドオピニオンを実施していると，担当医の先生から正確な情報が伝えられていない，あるいは伝えられていても理解できていないケースを多数目にする．

　診断するために必ず画像検査を実施し，ケースによっては針生検や細胞診で病理診断を行う場合もあるかもしれない．その結果の説明の際にも，画像を見せながら，この画像は何をどのように見たらいいのかを丁寧に説明をすることが必要である．一般の方は，CTの画像をいきなり見せられても，身体のイメージがつかない．

　例えば，PET/CTの画像を説明する際│画像16│に私の毎回している説明は以下のとおりである．"この画像はPET/CTといって，ブドウ糖にマークを付けて注射をして写真を撮りました．ブドウ糖は身体のエネルギーになる物質ですので，あなたはゆっくり休んだ状態で写真を撮影したと思いますが，身体の中で活発に活動している細胞に取り込まれます．多く取り込まれた部分が赤く（あるいは黄色く）見えるようになります．休んでいても脳は活動していますので，ブドウ糖が取り込まれて赤くなるわけです．正常だと赤くなってはいけない場所に赤くなる部分があると，そこにがん細胞の塊があるとわかることになります．画像はあなたが上を向いて寝た状態で，足のほうから眺

JCOPY 498-16034

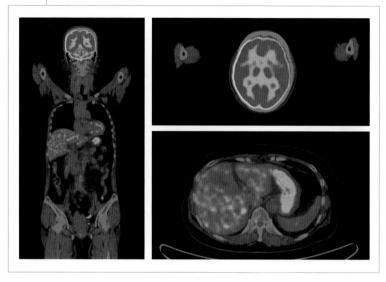

画像16 | 正常PET/CT画像

めていますので、こちらが右で、こちらが左です。イメージできましたか".

　その後、赤くなっている部分を指摘して、ここにがん細胞が存在することを理解してもらう。ただし、ここで大切なことは、今赤くなっていない部分にも、PET/CTで見えないがん細胞が多数存在することを説明することである。

　もう1つ、これから転移・再発治療を開始する際に重要なポイントは、今後の大きな流れ、方針、見込みを説明しておくことである。誤解をしないでいただきたいのは、決して余命を言うわけではない（本人から聞かれれば、平均的な数字は答えるが）。患者さん・ご家族は今後の治療がどうなっていくのか、それによって生活はどうしたらいいのか、これが大きな不安材料となっている。私はいつも|図6|のような図を描いて、今後の見通しについて説明をしている。

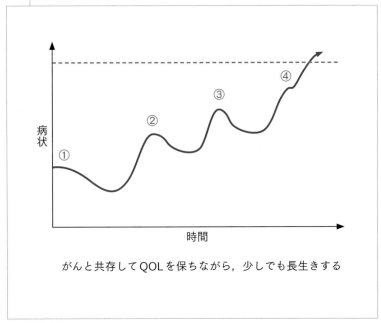

図6 | 再発治療の目的

がんと共存してQOLを保ちながら，少しでも長生きする

"横軸が今後の時間で，縦軸が病状（症状）とします．今，時間0の
ところにいます．症状はこんな程度でしょうか．これから治療①を開
始して効果があれば，あなたの病状は改善します．しかし時間経過の
中でいったん効果のあった治療も効果がなくなってきます．そうなる
と病状も悪化するわけです．そうしたら次の治療②に変更です．この
治療も効果を示してくれれば，効果がなくなるまで治療を継続し，ダ
メな場合に次の治療③となります．このような感じで継続的に治療し
ていきますが，病状がこのラインから上に行ってしまうと生きていく
ことが難しくなります．今後は，そのラインを超えないように，横軸
の時間を少しでも（先に）延ばせるように治療をしていくことです"．

JCOPY 498-16034

*患者さんからよく聞かれる質問

① 治療はいつまで継続する必要がありますか？

→回答

始めた治療は効果があって，副作用が日常生活を送るうえで我慢できる範囲であれば，いつまででも治療を継続するのが基本です．副作用が出た場合には，支持療法を使う，治療薬を適切に減量する，休薬をするなどで対応して治療を可能な限り継続することが大切です．少しの副作用で薬剤をやめてしまったら，効果がある薬剤を捨てることになってしまうかもしれません．また長期の治療になりますので，途中で患者さんと相談をして，しばらく治療をお休みするなども可能ですと説明をして，患者さんに逃げ道を用意することも大切です．

② 治療は誰が決めてくれますか？　自分で選べないのですか？

→回答

あなたのがんの状態と，がんに伴って起こっている症状を考えて，ベストな治療を担当医が提示することになります．しかし提示された治療の副作用については，しっかり聞いて，今自分はこのような副作用が出るのは困る．効果は少し弱くても，別の薬剤はありませんかと担当医にしっかり自分の気持ちを伝えることです．担当医は，あなたの希望に沿った中で最善の治療を選択してくれると思います．

5 今後の見通しと治療開始時の戦略

　転移・再発をした段階で，今後の予後の見通しを立て，治療戦略を考える必要がある．乳癌はサブタイプごとに予後の見通しは異なる．さらに手術後から再発までの期間（disease free interval: DFI）によって，その後の予後は大幅に異なる．前項で記載したように，再発治療は治療を逐次変更しながら継続する．特にER陽性，DFIの長い再発ケースでは，最初の段階から治療戦略を十分に計画しながら治療を開始することが重要となる．

　具体的には，経験的に周術期に標準治療が実施されたケースではDFIと同じ程度，今後の余命が期待できると考えて治療に向かうべきである．DFIよりも短い余命で終わってしまった場合には，自分の治療戦略におかしなところがなかったのかを自問自答して改善する努力も大切である．逆にDFIよりも長い余命が得られた際には，治療戦略がうまく機能したと考えることができる．しかしこのような治療の実感を得るには，1つの施設に長く勤務して，同じ患者さんを継続的に見ることで初めて実感できるものであり，若い先生が施設を頻繁に移動する中では感じられないものかもしれない．

JCOPY 498-16034

⑥ 具体的な治療戦略

　治療選択についてはさまざまな成書で，標準治療が示されている．古くはHortobagyiのアルゴリズムで，ホルモン感受性があり，life threateningではないケースでは，まずは内分泌療法から開始すること，内分泌感受性がある間は内分泌療法を逐次変更しながら継続し，感受性がなくなり抵抗性になった段階で抗がん剤治療に変更するというものである．ホルモン感受性があっても，life threateningなケースでは抗がん剤治療から開始することが推奨されている．もちろんホルモン感受性のないケース（HER2陽性，TN乳癌）では抗がん剤（±抗HER2療法）から開始するのが標準治療である．この治療開始の考え方に異論はないが，個別のケースでは開始するレジメンに工夫が必要な場合がある．

サブタイプ別の治療戦略
（時代とともに，新規薬剤開発によって常に変化する）

① ルミナールタイプ乳癌

→標準治療は術後AI治療中の再発：FUL＋CDK4/6阻害剤，TAM内服中の再発：AI＋CDK4/6阻害剤，術後治療終了から1年以上経過しての再発：AI＋CDK4/6阻害剤
→ER発現が強陽性で，DFIが長い（7年以上）ケースでは，今後の治療戦略を考えた際に内分泌療法単独で開始することもあり得る．

② HER2 陽性乳癌

→標準治療はトラスツズマブ＋ペルツズマブ＋タキサンである．ER陽性，HER2陽性のケースでも，HER2陽性乳癌では1st line治療でcCRが得られる可能性が高く，それによって長期予後も期待できる．cCRとなった段階で，抗がん剤治療を休み，抗HER2療法だけでメンテナンスを継続するのが一般的である．ER陽性乳癌の場合に，その際にホルモン治療を併用してメンテナンスするのもエビデンスが確実ではないが，1つのオプションである．

③ TN 乳癌

→治療開始前に，まずはPD-L1の発現，BRCA遺伝子変異の有無の検査が勧められる．PD-L1陽性であれば，免疫チェックポイント阻害剤＋抗がん剤治療が標準治療であり，BRCA1/2遺伝子変異があればPARP阻害剤の使用が勧められる．どちらも陰性の場合には，DFIまでの時間と周術期に使用した抗がん剤を考慮して抗がん剤のレジメンを選択することになる．

---

column 7

Life threatening とは

　生命の危機を伴うと訳されることが多いですが，私はこの定義を以下のようにとらえています．【これから治療を行う薬に効果がなかった場合に，次の治療に移行できない可能性が高い状態】．例）がん性リンパ管症で呼吸困難を伴うようなケース，急速に多発肝転移を来してビリルビン値が軽度上昇しているケース，多発肺転移に加えて，がん性胸膜炎・がん性心膜炎で呼吸困難を伴うようなケース

JCOPY 498-16034

7 治療変更のタイミングと薬剤

　治療開始後に薬剤を変更するタイミングはなかなか難しい．患者さんの症状が悪化し，画像でもがんが増悪している場合は，明らかに薬の効果はないと判断し，次治療に切り替えるべきである．しかし患者さんの症状はそれほど悪化しておらず（場合によってはがんによる症状はない場合もある），腫瘍マーカーのみが少しずつ上昇しているようなケースが悩ましい．確かに薬の効果はないようにも見える．しかしよく考えてみると，再発治療の目的は3つのPである（コラム8〔p.47〕参照）．

　がんの増悪による症状がない状況で，薬剤を安易に変更しないほうがよい．また変更のタイミングを考える際に，患者さんの今後の治療戦略が重要である．今後10年の余命を考えて治療を組み立てる場合と，3年を考えて治療を組み立てる場合では明らかに異なる．

　ホルモン感受性のある転移・再発乳癌では，CDK4/6阻害剤やmTOR阻害剤の併用はあるが基本は内分泌療法の逐次投与である．AI剤，SERM〔Tamoxifen（TAM），Toremifene〕，SERD（Fulvestrant）が基本であり，そのほかにもMPA，E2療法などが選択肢になる．逐次投与を行う際の基本として，メカニズムの異なる薬剤に変更しながら継続すべき点はぜひ押さえておきたい｜図7，8｜．TAM⇒non steroidal AI剤⇒Fulvestrant（FUL）⇒steroidal AI剤⇒MPA⇒AI剤⇒E2療法とつなぐと，メカニズムの異なる薬剤で，同じ薬剤を使わずに内分泌療法のみで7レジメンまで投与が可能になる．もちろんどこかのタイミングで抗がん剤への変更を決断する必要があり，このタイミングを逸してもいけない．内分泌療法で引っ張りすぎてしまい，抗がん剤に変更するタイミングが遅くなり，まだ有効な抗がん剤治療が残っているにもかかわらず，全身状態の悪化で投与ができない状況は避けなくて

はならない（患者さんが，抗がん剤治療を望まないケースは別である）．

　抗がん剤治療の変更も内分泌療法の変更と同様に，作用機序の異なる薬剤への変更が望ましい｜図9｜．微小管に作用する薬剤が転移・再発乳癌では多く使用されていて，パクリタキセル，ドセタキセル，エリブリン，ナブパクリタキセル，ナベルビンは作用機序が近い．前治療が無効になりがん細胞が抵抗性を獲得した際に，作用機序の同じ薬剤よりも別の作用機序の抗がん剤を使用するほうが，効果が期待できる．パクリタキセル⇒エリブリン⇒ナベルビンと変更するのはお勧めできない．それよりも，パクリタキセル⇒カペシタビン⇒エリブリン⇒イリノテカンのように作用機序の異なる薬剤を逐次投与することがお勧めである．

図7 | 薬剤作用機序（内分泌療法編）

SERM (selective estrogen receptor modulator) ・Tamoxifen (TAM) ・Toremifene	SERD (selective estrogen receptor downregulator) ・Fulvestrant (FUL)
Aromatase inhibitor (non-steroidal) ・Anastrozole ・Letrozole	Aromatase inhibitor (steroidal) ・Exemestane
黄体ホルモン製剤 ・Medroxyprogesterone acetate (MPA)	その他 ・エストロゲン製剤（E2）

図8 | 薬剤作用機序（内分泌療法と併用分子標的剤編）

mTOR阻害剤 ・Everolimus	CDK4/6阻害剤 ・Palbociclib ・Abemaciclib

JCOPY 498-16034

図9 | 薬剤作用機序（化学療法編）

トポイソメラーゼII阻害薬
・Doxorubicin（DXR）
・Epirubicin（EPI）

トポイソメラーゼI阻害薬
・Irinotecan（CPT-11）

微小管阻害薬
・Vinorelbine（VNR）
・Paclitaxel（PAC）
・Nab-Paclitaxel（nab-PAC）
・Docetaxel（DOC）
・Eribulin

代謝拮抗薬
・Fluorouracil（5-FU）
・Tegafur（UFT）
・S-1
・Capecitabine
・Gemcitabine（GEM）

葉酸拮抗薬
・Methotrexate（MTX）

プラチナ製剤
・Cisplatin（CDDP）
・Carboplatin（CBDCA）

アルキル化薬
・Cyclophosphamide（CPA）

column 8

再発治療の3つのP

① Palliative symptom：症状緩和
② Prevent symptom：症状の先延ばし
③ Prolong survival：生存期間の延長

8 患者さん・家族との 外来での接し方

　転移・再発した患者さんを治療する際に，乳癌では年単位での付き合いが必要となる．他のがん種，特にすい臓癌などでは月単位で患者さんの容態は変化するために病気を見ることに精一杯になる．しかし乳癌の場合は，病気を見るのと同時に，病気をもつ病人（患者さん）と家族も診る姿勢が大切である．そのために，患者さんの家族構成，今誰と生活を共にしているのか，頼れる人は誰か，仕事は何をしているのか，当院へはどうやって通院が可能か，患者さんは何を目標に治療をしたいのか，など病気とは直接関係のないことを診察の現場で聞き出す努力を怠ってはならない．患者さんが話してくれることをすべて覚えていることはできないので，カルテに可能な限り記載をしておくことにしている．"来週，孫の運動会があるので楽しみ"など何でもよい．次の来院時に，"孫の運動会どうだった"と声をかけることで，患者さんは我々に心を開いてくれて，何でも話をしてくれる．

　患者さんが医療者に積極的に症状を伝えてくれることが転移・再発の治療では特に重要である．薬剤の投与をしている際に，どのような副作用が出現しているのか．がんの進行によって何か症状がでていないか．外来診察のわずかな時間で医師の視触診だけで症状をすべて発見するのは不可能である．些細なことでも患者さんが訴えてくれることで，症状が悪化する前に発見できて対応が可能になる．がん性髄膜炎の初期症状として，物が二重に見える（double vision）ことがよくある．この症状で発見され照射を行うことで，激しい頭痛を伴うがん性髄膜炎の進行を遅らせることなどが可能になる．

　最近は，免疫チェックポイント阻害剤を乳癌治療でも使用することになり，今まであまり経験をしなかった副作用を経験することがある．甲状腺機能低下症よる倦怠感，副腎機能低下による微熱・倦怠感，腎

JCOPY 498-16034

炎による浮腫など，若いころから乳腺外科医として高い専門性をもってやってきた先生ほど，経験値が少ない．乳腺・内分泌外科としてやってきた比較的年配の先生方は，術後の甲状腺機能低下症，副腎不全などの症状は経験があるが，いずれにしても病院内での内科医・腫瘍内科医との連携が不可欠な時代である．

　患者さんへの接し方で注意すべきは，患者さんの性格に合わせた対応ではないかと思う．我々の人格は当然1つであるが，プロフェッショナルとして，患者さんの性格に合わせた対応はすべきである．大きく分けると2つのタイプに分けられる．

①**依存性の強い患者さん**：安心感を与えてくれる医師を信頼する傾向があるために，正確な情報よりも不安軽減に努めることが大切．
②**独立性の強い患者さん**：誠実性を示す医師を信頼する傾向のために，病状や治療に関する情報を正確に伝えることに努めることが大切．

9 医師はソムリエ，野球の監督の素質が大切

　転移・再発乳癌を治療する医師に求められる資質は，ソムリエおよび野球の監督である．

①**ソムリエ**：フランス料理を提供する高級なレストランで，料理にマッチしたワインを選んでくれる方．優秀なソムリエはワインの特徴を知り尽くし，お客さんの希望を適切に反映したワインの選択ができ，選んだワインの特徴をわかりやすく説明できる能力が必要となる．がん治療医も同様に，薬剤の特徴を熟知し，患者さんの希望（副作用）を適切に反映した薬剤選択が可能で，選んだ薬剤の特徴（効果，副作用，気を付ける点など）をわかりやすく説明することが良い医師の条件である．

②**野球の監督**：自分のチームの選手と対戦相手の戦力を考慮して，先発ピッチャー，先発野手を決める．先発ピッチャーが打たれた場合，残りのリリーフピッチャーの人員を考え，今誰を使うべきかと判断して投入する．タイミングを間違えれば大量失点につながり，投入する投手を間違えても相手の勢いは消えない．まさに，我々とがん細胞との闘いそのままである．野球と転移・再発乳癌との闘いの決定的な違いは，最終的に我々の負けであることである．患者さんは，どれだけの延長戦を戦っても最終的に，助からない．野球では勝ち試合のクローザーに使う選手は，転移・再発乳癌治療では不要となる｜図10｜．

JCOPY 498-16034

図 10 | ベンチ入り選手を考える

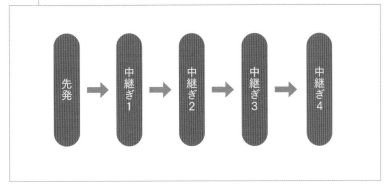

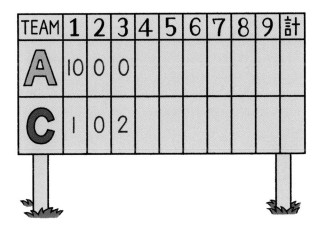

1 回の攻撃で大量リード！

10 患者さんは 何を望んでいるのか

　多くの転移・再発患者さんを診てきて，患者さんが我々に何を望んでいるのか？は多種多彩であることを実感する．医療者は転移・再発患者さんの治療をする際に，完治はしないこと，3つのP(前述)を目標に治療を組み立てることがベストであると考える．しかし患者さんの希望はさまざまである．"延命よりもQOLを重視したいので，抗がん剤は絶対にやらない"と主張する方．"最後まで治療をあきらめたくないので，先生なんとかしてください"と積極的治療から緩和ケアのみへの移行を決して受け入れられない方．治らないことは頭では理解していても，どうしても受け入れることが難しく，なんとか治る方法はないか？と模索する方．初期治療(乳房の手術)すら決して受け入れようとしない方．我々医療者は，どのような患者さんに対しても，その患者さんにとってベストな選択を提供すべきと考えている．特に再発患者さんでは完治しないことが前提であり，何が正解かの答えはないと考えたほうがよい．

　さまざまな成書，ガイドライン，指南本には，再発の1st lineではどの治療が推奨され，2nd lineでは何が推奨されるのか，さまざまな状況ごとに詳細に記載がされている．これを知っていることは専門家として当然のことではあるが，勘違いをしてはいけないことは，記載の根底には患者さんの価値観(ゴール)が同じと仮定をした話として記載がされている点である．例えば，HER2陽性再発乳癌の1st lineで，トラスツズマブ＋ペルツズマブ＋タキサン抗がん剤が強く推奨される．この治療を行うことで，患者さんの生存できる期間が延長することが明白であるからである．しかし極端な考えではあるが，患者さんの気持ちとして"脱毛は耐え難い，生存期間の延長は期待しない"としたらどうだろうか．別の選択肢を提示することになるだろう．大切

JCOPY 498-16034

なことは，患者さんが何を期待しているかを聞き出すことであり，患者さんが間違った認識を持っている際には，それを専門家として正すことである．

セカンドオピニオンで多くの患者さんの話を聞いていると，間違った認識を持っている患者さんは多い．"抗がん剤は正常細胞までダメージを与えるのでやるべきではない"，"どうせ治療をしてもあと1年の命しかない"，"抗がん剤治療中は生活・食事も制限される，それなら受けたくない"，"治験は標準治療がすべて終わってやることがなくなった段階で受けるべき治療である"，"治らないのだから治療を開始したら終わりがない"など多くの間違った認識を聞かされる．患者さん・家族はSNSを通じて，多くの情報を容易に入手することが可能な時代になった．しかし，そこにあふれている情報はすべて正しい情報ばかりではない．患者さんが，何を考え，そのような認識を持っているのかを日常の診療の中で聞き出し，修正していく努力が必要である．そのためには，毎回の外来診療でのコミュニケーションは極めて重要である．

医師から患者さんに，一方通行で情報（採血結果，画像結果など）を伝え，治療選択に関する情報を，どれだけ正確に丁寧に伝えても，ボタンの掛け違いの中では，患者さんの納得は得られない．診察室で我々がすべきことは，患者さん・家族の方の声をまず聞くことである．"3週間の間，体調はどうでしたか？"と声をかけ，患者さんがしゃべってくれることをしばらく黙って聴いていることが大切である．この中に診療にとって大切な情報が含まれることが多い．薬剤の有害事象のこと，新しい病変の出現を疑う症状，患者さん・家族の想い，患者さんの生きがい（大切にしたいこと）など多岐にわたる．

1人の診察にそんなに時間を割くことができないと反論する方もいると思う．1人で多くの外来患者を診ていると時間が足りないことは当然である．私も最も忙しい時期は外来の終了時間が夜9時を回ることも多かった．しかし，すべての患者さんにベストな対応をしている

とどうしてもこのような状況になってしまっていた．今は病院のメンバーを増やし，院外のクリニックとの連携によって，患者さんの声を十分聴くことができる外来が実現している．忙しいからどうしようもないとあきらめるのではなく，診療の構造を根本から見直す努力が必要であり，地域全体として診療体制を見直す努力も重要である．特に大学の医局の論理で無駄の多い体制が続いている．患者さんファーストの地域診療体制を見直す時期に来ているのではないだろうか．

コミュニケーションスキル

　実際の診療の場面を想定した私のコミュニケーションの一端を紹介する．

A　初診時（早期乳癌）

岩田）初めまして，乳腺科の岩田です．どうぞお座りください．ご同席の方との関係を教えてください．

患者）夫と娘です．

岩田）本日は，〇〇クリニックから乳癌と診断されて，当院での治療を希望していただいて紹介いただきました．間違ってないですか．

患者）間違いないです．

岩田）それでは，まず診察を始める前に，これからがんセンターで治療を受けるのにあたって，何かご希望はありますか．なんでも結構です．具体的な治療のこと，日程のこと，今は何も考えていないならそれでも結構です．

患者）それでは……

　　　→診察を始める前に，患者さんが何を望んで来ているのかを理解することで，その後の私の発言内容も変わってくる．

JCOPY 498-16034

B　初診時（転移・再発乳癌）

岩田）初めまして，乳腺科の岩田です．どうぞお座りください．ご同
　　　席の方との関係を教えてください．

患者）夫と娘です．

岩田）本日は，○○病院からご紹介いただきました．今までの治療経
　　　過は紹介状を読ませていただいて，持参いただいた画像を拝見
　　　して概ね把握しましたが，いくつか質問させてください．……

　　　→診察・今後の治療方針の説明を始める前に，今までの治療
　　　　に関して正確な把握を行うこと，今後の治療戦略に不明な
　　　　点があれば,前医から追加の情報を入手するように努める．
　　　→今後の治療の目的，予後の見通しなどを患者本人がどこま
　　　　で理解できているかを見定める．誤解がある場合には，や
　　　　んわりと正しい理解を促すように言葉をかける．その際に，
　　　　どうして治らないのかなどの説明を，理論的にわかりやす
　　　　い表現を使って説明する．

C　再発治療が無効の場面

岩田）先日撮影したCTの画像をお見せします．この部分（肺，肝）
　　　のがんが治療開始前と比べて明らかに大きくなっています．治
　　　療の効果が出ていないということになります．

患者）そうですね．まだ治療法はあるんですか？

岩田）乳癌によく使用されて有効とされている治療はすべて使ってい
　　　ますので，残された治療薬はあまり多くはありません．

患者）もう何も手段がないということですか？

岩田）そうではありません．効果が出るかどうかは限定的ですが，保険の枠で使用できる薬もまだ数種類あります．でもすでにがんが全身に広がり，残された時間は限られてきているかと思います．今後も積極的な治療を続けるか，現段階で積極的な治療をやめて，身体が動けるうちにやりたいことをやるのも1つの選択です．どうしますか．

患者）……（多くの患者さんは沈黙が続く）

　　　→ここは患者さんが話を始めるまで黙って待つ姿勢が大切．

患者）まだあきらめたくありません．治療法があるならやってください．

岩田）では，残された薬から今のあなたに，一番効きそうな薬剤として，これをやりましょう．

　　　→会話の中で，医師が陥りやすいのは，患者さん・家族にしゃべる機会を与えず，一方的に説明をしてしまうことである．医師は最低限の説明にとどめ，患者さんの声を傾聴することを優先すべきである．

JCOPY 498-16034

11 あきらめない気持ち

　上記でも述べたように，患者さんの中には，すでに有効と考えられる治療をすべて使い切った状況でも，先生何とかしてくださいと，積極的治療をあきらめない方がいる．その気持ちを汲んで，まだ効果が期待できるかもしれない治療を何とか選択するようにしている．

症例①

- 2004年，他院で右乳癌に対して乳房切除術＋腋窩郭清を施行．リンパ節転移なしで全身治療が行われていない．ER：0，PgR：0，HER2：3＋のHER2 enrich typeの乳癌であった．
- 2006年腫瘍マーカーの上昇で精査をしたところ肝転移が見つかり，2007年ハーセプチン＋タキソール治療が開始された．2009年3月タキソールによる末梢神経障害の悪化で治療をハーセプチン＋ナベルビンに変更された．しかし静脈炎，倦怠感などの副作用で今後の治療が不安になり2009年4月に当院へ転院となる．

当院転院後の治療を下記に記載する
- 2009年4月以降ハーセプチン単剤治療へ変更
- 2009年11月脳転移出現でγナイフ施行の後，ハーセプチン単剤治療は継続
- 2013年肝転移再燃，微小肺転移，骨転移出現して，ハーセプチン＋タキソールを開始
その後は，腫瘍増大（PD）によって治療の逐次変更を繰り返し今に至る．

- ハーセプチン＋タキソール（cPR）: 5か月でタキソール休薬
- ハーセプチン単剤: 9か月
- ハーセプチン＋パージェタ＋タキソテール（cPR）: 1年7か月
- T-DM1（cPR）: 6か月
- タイケルブ＋ゼローダ（cPR）: 1年3か月
- ハーセプチン単剤: 3か月
- ハーセプチン＋エリブリン（cPR）　AE（肝機能障害）で休薬: 3か月
- ハーセプチン＋パージェタ: 2か月
- ハーセプチン＋エリブリン再開するもAEで中止: 3か月
- T-DM1（cPD）: 2か月
- アドリアマイシン単剤（cPR）: 6か月
- ハーセプチン単剤: 3か月
- ハーセプチン＋ナベルビン（cPD）: 4か月
- タイケルブ＋ハーセプチン＋パージェタ（cPR）タイケルブ下痢で途中中止: 3か月
- ハーセプチン＋パージェタ: 2か月
- T-DXd（cPR）: 5か月
- しかしILDで休薬: 2か月
- T-DXd再開するも1か月で再度ILD
- T-DM1（cPD）: 2か月
- タイケルブ＋ゼローダ（cSD）: 4か月

→本患者さんには当院転院時から，がんの状況などすべて説明をしているが，常に前向きであり，何かできる治療があればやってほしいとの希望が強い．現在は施設に入居しながら，娘さんが車いすで外来に連れてきている．肺転移とILDの併発で肺機能が低下していて，在宅酸素療法（2L）を実施しているが，食欲もあり治療に前向きな状況は変わらない．

JCOPY 498-16034

再発後の長い経過の中で，パージェタ，T-DM1，T-DXdなど新薬が次々に認可されて，今までの延命が可能になってきているケースである．時には保険適応としていいかどうか迷うような治療も織り交ぜながら，がんのバイオロジーを考えながら治療を今も続けている．

症例②

- 2009年，右オカルト乳癌で当院初診．FEC×4⇒weeklyタキソール12回後に2010年右腋窩郭清術（Level 3まで）を施行．病理診断：リンパ節転移8/22
術後右乳房と鎖骨下領域への照射（50 Gy）実施．その後ゼローダ内服を6か月施行した．
- 2011年（術後1年）腋窩領域に再発．AC療法×4回実施．
- 2011年10月同部位に追加照射（前回照射野と重ならないように50 Gy）
- 2012年2月同部位に腫瘍が再燃．PETで同部位以外に転移・再発病巣認めず，1％の望みにかけて心臓血管外科と協力して，鎖骨を切断の上，右鎖骨下動脈を人工血管で置換して，すべての腫瘍の完全切除を実施（2012年3月）．腕神経叢は温存できたがダメージにより上腕の不全麻痺を起こした．これだけの手術を実施したが，2012年6月頸部リンパ節転移で切除，2012年9月肩関節全面に腫瘍で切除．2013年3月PET/CTで人工血管周囲に沿ってがんの再発巣が出現（ステント中枢側まで進展，再度の手術は断念）｜画像17｜．
- 2013年4月タキソール＋アバスチンを開始すると，2013年6月3サイクル実施後のPET/CTでcCRとなり，タキソール，アバスチンともに休薬して，2022年6月現在まで9年間，再燃を認めていない｜画像17｜．

画像17 人工血管周囲のがんが消失

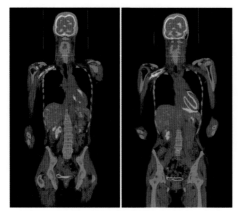
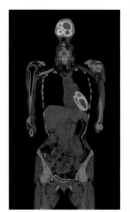

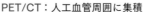
PET/CT：人工血管周囲に集積　　　　　　　治療8年後

→本患者は，一般的には2012年2月の時点で完治は期待できず手術を選択すべきケースではないと思う．また人工血管で置換した大規模な手術をしたにもかかわらず，その後も局所への再発を繰り返したことは，がん細胞が全身に循環して完治は困難であることを示している．しかし，その後のタキソール＋アバスチン治療が劇的な効果を生んだ要因として以下の仮説を考えている．まず人工血管に置換していたことが有効に作用したと考えている．つまり人工血管の周囲には血管新生が活発に起き，そこに全身を循環していたがん細胞がすべて集まってきたと考える．次にアバスチンを併用して使った点である．集まったがん細胞を血管新生阻害剤として，またがんによる新生血管を正常化することで，薬剤（タキソール）を効率よく患部に到達させることができたのではないかと思う．またTN乳癌のサブタイプであり，がん細胞がdormancyで骨髄に休眠状態になることもなく，活発に全身を循環していたことなども，その後無治療でcCRが持続していて，完治したと思われる状況になっている要因と考えている．

JCOPY 498-16034

→ぜひ，若手医師（研究者）には，このような治療戦略が本当に一般化するのかどうか，基礎研究を含めて考えてほしいと願っている．

症例③ │画像18│

● 1998年，左乳癌で乳房切除術＋腋窩郭清術を施行．リンパ節転移陽性：1/24, ER陽性, PgR陰性で術後はLH-RHa 2年＋TAMを施行．TAM投与中の2002年（術後3年）肝転移出現（5 cm），手術標本でHER2の発現を調べHER2：3＋が判明．その後の治療は下記のレジメンを適宜使用しながら継続．
- ・ハーセプチン＋タキソール
- ・ハーセプチン＋ナベルビン
- ・タイケルブ＋ゼローダ
- ・タイケルブ＋ハーセプチン
- ・ハーセプチン＋パージェタ＋タキソテール
- ・T-DM1
- ・ハーセプチン
- ・エンハーツ

● 2014年にはがん性腹膜炎，2012年からはがんによる肝門部狭窄でステントを留置して，繰り返す胆管炎のために，定期的にステント交換を実施しながら現在まで通院治療を継続している方である．消化器内科部の協力，HER2陽性乳癌に対する新薬開発（再発後にタイケルブ，パージェタ，T-DM1，エンハーツが承認された）により23年にわたり担がん状態で，元気に外来通院されている．

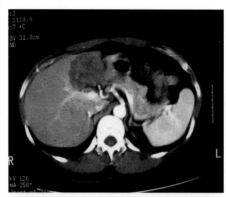

造影CT
5cmの肝転移

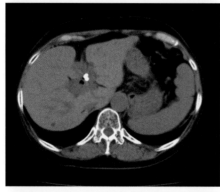

CT
胆管狭窄へステント留置

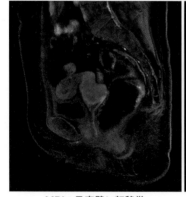
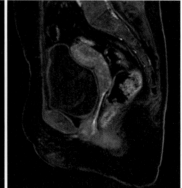

MRI：子宮壁に転移巣　　　　　　MRI：ほぼCR

JCOPY 498-16034

→本患者は，手術時から現在に至るまで私が主治医として継続して治療をしている．23年間，最低月に1回はお会いしている関係で，患者さんの人生に大きな関わりを持ってきた．医師と患者という関係を超えて，がん治療の同志という感覚である．1つの施設に長く勤務することで，再発乳癌治療の本質を見ることができている．さまざまな事情で施設を変わることがあるが，短期の治療だけを見て物事を判断するのではなく，本質を捉えるようにしたいものである．

12 治ったかもしれないケース

　転移・再発乳癌は完治が難しい状態であり，コラム 8 でも記載したように 3 つの P を目標に治療戦略を組み立てることが重要である．しかし多くの患者さんを治療している中で，遠隔転移をしたにもかかわらず長期 cCR が得られて，治ってしまったのではないかと思う症例も少ないながらあることも事実である．どのようなケースが治る可能性が高いのかは，やってみないとわからないとしか言えないが，HER2 陽性乳癌の再発 1st，2nd line の治療では完治を目指せる症例が多いように感じている．しかし下記に示すように，luminal type や TN 乳癌でも長期 cCR が得られるケースもあり，エビデンスだけで語れない事実がある．

A　Luminal type で cCR

- 2006 年，T2N1M1（骨）Stage IV 乳癌，ER：8，PgR：8，HER2：1 ＋ の luminal type，LH-RHa ＋ TAM 開始，最大治療効果 PR であったが，2009 年増悪して LH-RHa ＋ LET に変更した．cCR（乳房，骨ともに）となり閉経状況を確認して LET 単剤に変更して 2021 年まで cCR 継続．

B　HER2 陽性乳癌で，cCR 長期（胸部 CT）│画像 19│

- 2011 年，T4N3M0 Stage III C，ER：7，PgR：3，HER2：3 ＋，luminal HER2 type で，T-DM1 ＋ ペルツズマブ治験へ登録，cCR（乳

画像19 | 肺転移，cCR

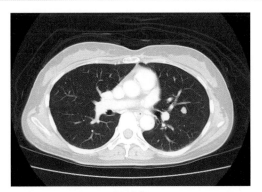

2013年

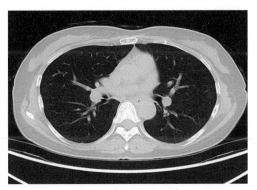

2015年（治療開始2年）

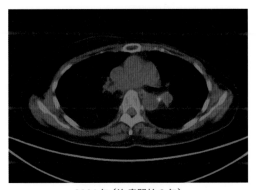

2021年（治療開始8年）

房，領域リンパ節）となりハーセプチン単剤治療へ変更．2013年に多発肺転移，鎖骨上リンパ節転移が再燃して，ハーセプチン＋タキソール開始，肺転移，鎖骨上リンパ節転移巣はcCRとなる．その後ハーセプチン単剤治療へ変更して治療を継続．局所治療として2015年左乳房原発巣を切除（乳房全摘術），2018年左腋窩リンパ節を郭清していて，乳房および腋窩リンパ節にがん細胞の残存があり，subtypeはHER2：3＋であった．2021年PET/CT cCRでハーセプチンも中断．

C TN乳癌肺転移（胸部X線）│画像15│

- 2005年，左乳癌で乳房部分切除＋腋窩郭清術施行（他院）．TN乳癌で術後全身治療はせず．2006年局所再発で切除後に残存乳房照射（50 Gy＋ブースト10 Gy）．それから10か月後に多発肺転移出現して当院へ紹介．
- ゼローダ＋エンドキサン（XC療法）開始して2か月cCRとなる．エンドキサンはトータル量：16gとなり中断，その後ゼローダ単独治療を6年継続したが，cCR継続のため中止した．その後無治療経過観察で，2021年cCR継続中である．

JCOPY 498-16034

13 治験とは

　再発・転移患者は，日本の保険診療の枠内で受けることのできる医療だけでなく，あらゆる方法で，より良い医療を受けるための手段を探ることが多い．治験は現在の保険制度では受けることができない医療を受ける1つのチャンスとなる．治験は製薬メーカーが新しい薬剤を開発する段階で必ず行う臨床研究である．基礎研究，細胞実験，動物実験等で候補の薬剤を選定された後，第一歩は，その薬剤を初めて人に投与して，どの用量であれば安全性に問題なく投与が可能かを探るもので，第1相試験とよばれている．この段階の治験に参加していただく患者さんは，標準治療（現在の保険医療で受けることのできる医療）を終えた患者さんが対象になる．試験段階の薬剤がどの程度患者さんに効果が期待できるのか，どのような有害事象が出現するのか，まったく不明な状況で患者さんに協力を依頼することになるので，当然の配慮である．

　次に小人数で薬剤の有効性と安全性を確認するのが第2相試験である．第2相試験では効果を評価する必要があり，対象患者は当然薬剤の効果が期待できるがんの種類であり，タイミングを決めて参加することが可能になる．この第2相試験で，過去のデータよりも画期的な有効性が認められ，安全性のバランスも良い場合は，例外的に保険承認される場合もあるが，一般的には次の大規模な第3相試験を実施する必要がある．

　第3相試験は現在の標準治療と位置付けられる治療と新治療を比較することで，新治療がより有効性が高いことを証明するために実施する．この第3相試験で新治療の有効性が確認され，多くの患者さんに投与をして安全性に問題ないことが確認できれば，日本の保険承認を得ることが可能になる．

このように治験では，さまざまなタイミングで参加できる試験があるが，多くはまだ治療が残っている段階の方が参加可能である．もう治療手段がなくなった段階で，参加できる治験があるかもしれないと紹介を受けることがあるが，その段階で参加できる治験はほぼないと思っていただきたい．治験は日本全国どこでも受けることができるわけではなく，第1相試験では，1〜2施設のみで実施，第2相試験では全国の10施設程度，第3相試験でも多くて30施設程度が参加するのみである．もし治験に参加を希望した場合は，近隣の病院でどのような治験を実施しているかを知ることが必要である．

　治験に参加した際の費用負担についても，ときどき誤解されている方がいる．治験は製薬メーカーが開発している薬剤の効果を検証するために実施するものであり，製薬メーカーがすべての費用を出すので，患者負担は0となる．さらに来院していただくために，治験協力費なども一定額支給される場合が一般的である．つまり患者さんは，協力費をもらい，新しい薬剤を使用したデータ収集に協力していることになる．もちろん治験薬はすべて効果があるとは限らないが，有効性が認められて，その後保険承認される薬剤を前もって投与できる可能性がある．多くの場合，標準治療薬は治験の後に投与することが可能であり，治験に参加することで，標準治療に1つ選択肢が増えると考えるのが適切である．

JCOPY 498-16034

14 民間療法

　民間療法といっても内容は千差万別である．SNSには患者さんに心地よい言葉で治療に誘導するサイトが後を絶たない．転移・再発乳癌の患者さんが藁にもすがりたい気持ちであることを利用した商売と考えられるものも多数存在する．患者さんから，このような民間療法を受けることの是非を問われることは日常茶飯事である．そのときの回答は常に決まっている．"○○治療があなたに効果があるかどうかはわかりません，我々が効果を判断できる科学的根拠を得る手段がないからです．でも○○治療をあなたが受けたいというのを否定もしません．ただし，今我々のところで受けている治療になにか悪影響がでることや，予期せぬ副作用で体調が悪くなることがあるかもしれませんので，その点も含めて自己責任で○○治療を受けるかどうかを判断してください"と答えている．我々も，効果が未確定な新規の薬剤を使う治験への参加は積極的にお勧めしている．治験では，今までの基礎研究を含めたデータを開示し，患者さんに倫理的な問題が発生しないかなどを第三者（倫理審査委員会）が評価をして実施しているからであるが，民間療法では多くの場合，このプロセスがない．また治験では患者さんの金銭的負担はゼロなのに対して，多くの民間療法では高額な費用を要求される．医師は民間療法にすがる患者さん・家族の気持ちを理解したうえで，突き放すのではなく，受け入れて患者さんの戻る場所を残しておいてほしいと思う｜表2｜．

表2 | 民間療法と治験

	治験	民間療法
標準治療となるための データ	不足	不足
科学的根拠	あり	曖昧
費用	患者負担なし	自己負担（高額なもの も多い）
第三者の目	施設の倫理審査委員会 で承認	第三者の承認は不要
説明と同意	説明同意文書と自らの 同意	自らの意思のみ
治療（副作用）への責任	施設or製薬会社	基本的にはなし

JCOPY 498-16034

⑮ がんの気持ちになって考える

　そもそもがん細胞は自らの細胞に遺伝子変異が起きて発生したものである．我々ががんの治療を考える際に，がん細胞の気持ちになって考えることが大切である．正常細胞もがん細胞に変化すると無秩序な増殖能力を持ち，リンパ管・血管内に侵入して（ここにも複雑なメカニズムの獲得が不可欠），新たな場所で血管から外に出て，生着してさらに増殖を繰り返す．最終的にがん細胞が全身の至るところで増殖することによって，正常な細胞が減少し臓器機能が失われることで，生命を維持していくことができなくなる．がん細胞は自らが増殖することで最終的に自らも死んでしまうことを理解していない．あまり頭の良いやつとは思えない．対して外からやってくる細菌やウイルスは，人間の身体を借りて数を増やし変異を繰り返すが，他の人間に移動することで自らの子孫を絶やすことなく継承している．がん細胞よりもはるかに頭の良い，手ごわいやつである．2020年全世界が新型コロナウイルス感染症のパンデミックに陥り，ウイルスの脅威を実体験した．またウイルスに感染した正常細胞に遺伝子変化が起こり発生するがん（子宮癌，肝臓癌，咽頭癌など）も多数報告されている．100年先の人類の敵はウイルスであると予想している．

　話が逸れたが，がん細胞の気持ちになって考えてみることの利点を考えてみたい．あなたが乳房に発生した乳癌細胞だとすると，どうしたいだろうか．女性の乳房は母乳を与える年齢・時期は栄養が大変豊富な臓器であるが，その時期を終えると，乳腺組織の中は栄養が多い臓器とはいえない．そのようなところで発生したがん細胞は，いつまでも乳房の中に留まっていたいだろうか？　私なら早く乳房の外に出ていきたいと考えるだろう．乳房の外に出た（血管内に侵入した）がん細胞は，どこにいくだろうか？　乳房が体表臓器であり，乳頭や皮

膚からの細菌の侵入，外力による圧迫など，さまざまなストレスを受けやすいことは明白である．全身の中でストレスから身を守り，栄養が豊富な場所はどこか？　骨髄が最も理に適っている．早期の乳癌でも骨髄中に多くのがん細胞が存在するのは，がん細胞の気持ちになって考えれば当然のことである．

　もし骨髄で眠っているがん細胞がいたとして，身体に大きなストレス（手術，感染，気持ちの問題など）が発生したらどうだろうか？　眠っている骨髄に何らかの変化（生体のバランスが崩れて）が起きたとしたら，安眠を妨害されたがん細胞は，再び活発に動き始めることが予想される｜図11｜．これを防止するためには，乳癌の周術期治療が終了した後のフォロー中，極力大きなストレスなく生活することが大切である．これは科学的に証明することは極めて難しいが，多くの再発患者を診てきた経験から，再発が顕在化する前に，何らかの大きなストレスを感じていた方が多いことも事実である．"会社の中で大きなストレスを感じていた"，"介護疲れがたまっていた"，"家庭のごたごたで毎日の生活でストレスが"など，再発した方に，話を聞くと皆さんからなるほどと思うエピソードを聞かされる．

　再発した後は，再発したこと自体がストレスであり，治療の副作用はさらに強烈なストレスを伴うだろう．我々は，患者さんに少しでも外来に来ることにストレスを感じさせない努力が重要である．"あの先生の外来にかかるのは憂鬱だな"という方と，"あの先生の顔を見ると元気がでるので，外来が楽しみ"という方では，これも科学的根拠を出すことは難しいが，たぶん予後に違いがでると信じている．

　治療選択の際にもぜひがん細胞の気持ちになって考えてみてほしい．我々はがん細胞が嫌がるだろう治療を選択すべきである．今までの治療の効果がなくなってがんが増大してきたときに，次にどのような治療を選択するのが，がん細胞にとって最も嫌か．治療効果がなくなってきたメカニズム（治療抵抗性メカニズム）を考えて，それを逆手にとる手段が最も有効であろう．このような観点で臨床試験のデー

JCOPY 498-16034

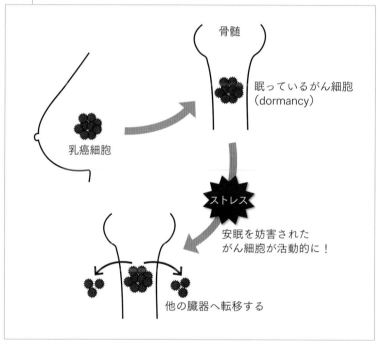

タからトランスレーショナルリサーチが実施されている．ER陽性乳癌で内分泌療法を実施中に治療が無効になった際に，ESR1変異[9]やPIK3CA変異[10]などがctDNAのチェックで調べることができるようになった．それによって，次の治療選択には，その変化を利用した薬剤を使うことが可能になってくる．今後は，がん細胞の気持ちを生体内のさまざまな変化（ゲノムプロファイリング検査や，未知の測定系）で捉えて，治療を考える時代になってくるだろうと予測する．

図11 ストレスが大敵?!

骨髄

眠っているがん細胞
（dormancy）

乳癌細胞

ストレス

安眠を妨害された
がん細胞が活動的に！

他の臓器へ転移する

◎文献

9) Goetz MP, Hamilton EP, Campone M, et al. Acquired genomic alterations in circulating tumor DNA from patients receiving abemaciclib alone or in combination with endocrine therapy. J Clin Oncol. 2020; 38(Suppl 15): 3519.
10) Andre F, Ciruelos E, Rubovszky G, et al. Alpelisib for PIK3CA-mutated, hormone receptor-positive advanced breast cancer. N Engl J Med. 2019; 380: 1929-40.

⑯ 最期の時をどう迎えるか

　この問いかけは難しい．アドバンスド・ケア・プランニング（ACP）という言葉を聞いたことがあるだろう．最期の時を迎える前に，医療者は本人，家族とよく話をして，前もって（アドバンスド）決めておくことが大切であるという意味である．しかし，患者さんは最後まであきらめたくない，家族も藁にもすがる想いで，治療に通っている中で，“最期の時をどう迎えたいですか？”と聞くことは医療者にとってかなりストレスになるだろうことは想像に難くない．海外では宗教への依存度が高く，キリスト教などを信仰している人々の死に対する想いは，私のように仏教徒であるが特に日々の生活の中に宗教が入っていない日本人と死生観が少し違うように思う．医療者が宗教家の真似はできない，死後の世界まで語ることなど不可能である．しかし，ACPがまったくされないまま，患者さんが死を迎えたときに，患者さん，そして家族は何を思うだろうか．不慮の事故（交通事故など），急性疾患（突然のくも膜下出血など）などの突然の死と違い，がんで死を迎えることの利点は余命が予測できることである．残された時間を有効に使い患者さんが亡くなられた場合，残された家族に後悔はないのではないだろうか．医療者は患者さんよりも若いことが一般的である．核家族で育った若い世代では，身内の死に際を見たことがない医師もいる．しかし，医師は専門職として，このような状況でも対応できる人間力が必要となる．患者さんに，家族に寄り添い，気持ちを寄せて，一緒に考えて，最善の最期を迎える用意をすることが大切である．

JCOPY 498-16034

17) 患者さんの声

> 腫瘍マーカーが上昇している，治療を変更しなくていいですか？

A 腫瘍マーカーはがんの動きを見ている検査ですが，あくまで目安で腫瘍マーカーの値だけが上昇していても，患者さんの自覚症状に変化がなく，画像的にもがんの増悪が認められなければ，治療の変更は必要ないと判断するのが一般的です．症状が安定している状況では毎月測定する必要もありません．また腫瘍マーカーの上昇は全身のがんの勢いを見ていると思えばよいかと思います．緩やかな上昇では，慌てずに今後の有効な薬剤がどの程度残っているのかを考えて薬剤の変更を決定すべきです．逆に急激な上昇を示す場合には，全身のがん細胞の増加が著しいと判断をすべきであり，治療変更のタイミングを逸することのないようにしたいです．

> まだ治療薬はありますか？

A すでにあなたの乳癌に対して有効な薬剤はほとんど使ってしまっています．全身に広がったがんの状態もかなり進んできているのは，あなたも感じていると思います．今後はあなたがどうしたいのかで選択が変わってきます．あまり期待はできませんが，保険で使える薬剤はまだあります．

→本人が最後まで何らかの治療を希望された場合は，イリノテカン，

ジェムザール，ナベルビンなどを選択する．これらの薬剤の特徴は体調が悪い方に使用しても，副作用がそれほどつらくない点にある．

副作用がつらいです．なんとかなりませんか？

A 再発治療で重要なことは，決められた量の薬剤を決められたスケジュールで可能な限り投与することではなく，日常生活に無理がないように治療を継続することです．（適切な副作用対策ができているにもかかわらず）規定量での投与で副作用がつらい場合，まずは減量することをお勧めします．それでも副作用が取れない場合は，投与スケジュールの変更（投与間隔の延長）を考慮すべきです．副作用が出たからといって，すぐに薬剤を中止して別の薬剤に変更するのは好ましくありません．

再発しているのに，私の腫瘍マーカーは正常です．変ですか？

A 通常の診療で測定する腫瘍マーカーとは，それぞれのがん種における目印となる糖タンパク質（乳癌ではCEAやCA15-3など）のことです．これが血液中に増加していることは，がん細胞が全身に広がっていることを意味します．しかし，がんがすでに全身に広がり，CT等で転移巣が全身にみられるような状況でも腫瘍マーカーが正常のことがあります．これはがんによっては最初からCEAやCA15-3のような糖タンパクが発現していない場合があるからです．再発した際に腫瘍マーカーが増加する方は80％で，残り20％の方は再発しても腫瘍マーカーが正常のままです．腫瘍マーカーが高値の方では，再発治療後は腫瘍マーカーの推移を

JCOPY 498-16034

見ながら治療の効果を予測することも可能です。逆に非常に早期の乳癌でも血液中の腫瘍マーカーが高いことがあります。特に乳管内に広く広がる非浸潤がんなどで、乳管内に分泌液が多く出ている状況のがんではときどき見られる現象です。このような場合、すぐに遠隔転移を疑う必要はありません。乳管内に分泌された糖タンパク質（CEA, CA15-3）が乳管上皮細胞から周囲の間質に漏れ出て、血管内に流れ込むことがあります。これによって血液中にがん細胞がまったく入っていないのにもかかわらず、腫瘍マーカーの数字が高く出ることがあるのです。このようなケースでは手術でがんを取り切ってしまうと血液中の腫瘍マーカーも正常になりますので、慌てずに対応することが大切です。

治療の間，生活で注意すべき点は何かありますか？

A 特に治療によって日常生活に制限をする必要はありません。お仕事をされている方は、治療との兼ね合いで仕事を休むことはあっても、仕事を辞める必要はありません。また抗がん剤などを使用すると白血球の数値が低下することでウイルスや細菌に感染するリスクが高くなります。しかし、そうだからといって、常に人との接触を避け、生ものを避けるなどの過剰な防護は不要と考えています。もちろんマスク装着、手洗いなどで感染リスクを下げる努力は必要です。ご自分の症状と向き合いながら、ご自分でできることであれば特に制限はありません。ただし骨転移のある患者さんでは骨折等のリスクを下げる日常生活動作の注意や、肺転移の方では、労作時呼吸困難などの症状が増悪する可能性は考慮する必要があります。

A 再発したのは，あなたが悪かったのではありません．周術期に適
切な治療がされたにもかかわらず，全身のどこかに微小ながん細
胞が残っていて，今回それが顕在化したと考えてください．あな
たの生活習慣，食事などが直接，がんの再発に影響したかは不明
です．今後も今までの生活習慣を大きく変化させる必要はありま
せん．もちろん一般的に悪いと考えられること（喫煙など）は極
力やめるようにしたほうがよいです．

先生，治してください．

A そうですね．再発の中でも遠隔再発では治ることは難しいとい
われています．それは画像検査（PET/CT など）で見える再発は，
全身に広がったがん細胞のごく一部であり，全身にがん細胞が広
がっていると理解できると思います．しかし最近の有効な薬剤開
発によって，再発した最初の治療（1st line：ファーストライン，
といいます）では，がんを完治させることができるようなケース
も出てくるようになりました．2 番目以降の治療ではその可能性
は極めて小さくなります．ですから再発した後の最初の治療は，
最も有効性が高いと考えられる治療を選択すべきです．

JCOPY 498-16034

> **Stage IV 乳癌で原発巣の手術はできないと言われました.**
> **どうして手術できないんですか?**

A Stage IV 乳癌は原発巣(乳房内の乳癌)の他に,全身のどこかに転移病巣をもつ状態で初めて病院に来られた状態のことをいいます.この場合,原発巣を切除しても,全身に広がった微小転移を手術で除くことはできません.全身治療が優先されるわけです.患者さんにお伝えする際には,"手術はできません"ではなく,"手術をする意味がありません"と説明すべきです.

> **手術の後に受けた抗がん剤がとってもつらかった.**
> **もう抗がん剤治療は受けたくないです.**

A 再発後の治療では,がんの性質によって内分泌療法(ホルモン治療),分子標的治療,抗がん剤などを組み合わせて治療戦略を考えます.治療の目的は3つのPですので,あなたが抗がん剤はどうしても受けたくないのであれば,受けない選択肢はありです.しかし,がんが増悪して症状が出現すると,その症状を軽くするための手段として,抗がん剤が最も効果的なことがあります.このような場面でも抗がん剤を使いたくないのかを,よく考えてみる必要があります.再発をして状態が悪くなるのは,全身に広がったがん細胞の影響で正常な臓器機能が低下することが原因です.この症状を軽減させるためには,根本的にはがん細胞の量が減らないと症状の改善はありません.そのために抗がん剤治療を行うわけです.抗がん剤を使わずに症状の緩和を図ることは姑息的な手段であって,根本的なことではないことも理解が必要です.

すぐ死んでしまいますか？

A 乳癌に対する治療薬は数多くあります．乳癌と一概にいってもさまざまなタイプに分かれます．まず，あなたのがんのタイプがどのようなタイプになるかを確かめ，それに合った適切な治療を選択することで，多くの再発患者は，すぐに死んでしまうようなことはありません．しかし抗がん剤など薬剤にまったく治療効果を示さず，早期に生命の危機を迎えてしまうような患者さんも少数ですがいます．治療薬があなたに効果を示すかどうかは，実際に投与してみないとわかりません．少しでも長く生きていくためにも，まずは最善の治療を受けることが大切です．

JCOPY 498-16034

18 セカンドオピニオン症例

症例① 肝転移？ 見切り発車は危険

40歳代女性，20XX年右乳癌，右腋窩リンパ節転移陽性と診断．CTで肝に乏血性結節を認め，肝臓造影MRIでS6に転移性肝腫瘍，S7に海綿状血管腫疑いとされ，いずれも単発で7〜8mm程度の大きさ．T3N3M1 Stage IV乳癌，ER(−)，PgR(−)，HER2：0，Ki67＞70%，EC（100/60）を開始したところである．EC 4回後の治療はweekly P＋Bevacizumabを予定している．

→回答

当院の放射線科で読影をしたもらったところ，S6の腫瘍は70%転移だろうとの返事でした．2つのシナリオがあります．

1）肝転移でなかった場合：完治を目指して治療計画を立てるべきです．その際は，術前化学療法を実施して，その後根治的手術を予定します．S6が治療で縮小あるいは消失あるいは増大した場合には肝転移で確定します．治療によって肝転移ではなかった場合には，手術を施行してnon pCRの場合にはゼローダを術後に加えることをお勧めします．

2）肝転移の場合：完治はしないことが前提で，PD-L1，BRCA測定すべきです．PD-L1陽性であればAtezolizumab＋アブラキサン，BRCA1/2変異の場合にはOlaparibが適応になります．PD-L1陰性の場合には，weekly P＋Bevacizumabの選択かと思います．

症例② Subtype の判定を決めてから治療を開始すべき

70歳代女性，20XX年乳癌，Stage IV（Th5，骨転移），ER陽性（10％以上），PgR陽性（10％以上），HER2：2＋の診断で，Trastuzumab ＋ Pertuzumab ＋ Taxotere（Zometa）をお勧めした．セカンドオピニオンを希望している．

→回答

PET/CT，MRIの画像から骨転移の診断は間違いないと判断します．Th5以外にも転移がありそうです．T3N2M1（bone）Stage IV乳癌ですので完治はなく，原発巣の切除は現時点では生存への寄与という意味でお勧めできません（できないのではなく，お勧めできない）．もちろん今後，局所コントロールという意味での切除はあり得ます．全身治療が主体になることは説明しました．薬物療法の選択ですが，subtypeについて先生の選択は，HPDと記載がありましたが，HER2：2＋ですのでFISHを実施してHER2 typeかどうかの確定が必要です．FISHの結果でluminal HER2 typeだった場合には，HPDの選択でよいかと思いますが，FISH陰性でluminal typeだった場合にはAI ＋ CDK4/6阻害剤をお勧めします．

症例③ ER陽性再発乳癌で，non visceral meta なのに？

40歳代女性，5年前に乳癌でBt ＋ AX施行，病理：硬がん，n：16/24，ER：50％以上，PgR：20〜50％，HER2：0，術後FEC100 × 4⇒DTX × 4完遂，PMRT実施，その後LH-RHa ＋ TAMを継続．術後4年定期検査のCTで無症状の内胸リンパ節転移，縦隔リンパ節転移と診断された．Weekly P ＋ Bevacizumabを勧められた．セカンドオピニオ

ンを希望.

→回答

初回手術時にリンパ節転移が16/24と再発high riskの方です.DFI：4年で再発が顕在化した方です.Subtypeとしてはluminal typeです.臓器転移はなく，まずはホルモン治療から開始することをお勧めします.具体的にはLH-RHa＋AIです.また次の治療はLH-RHa＋Fulvestrant＋CDK4/6阻害剤になるかと思います.抗がん剤への移行は状況にもよりますが，その後になるかと思います.

症例④　Stage IV乳癌なのに？

60歳代女性，201X年T4cN2M1（多発骨転移），Stage IV，ER：8，PgR：7，HER2：0，Ki67＝25％，luminal type乳癌，AI＋ランマーク開始，頚胸椎にRT(30 Gy)，その後FEC⇒TXTを開始して今に至る.セカンドオピニオンを希望している.セカンドオピニオンで来院された時点でFECは3回投与されていた.

＞回答

Luminal typeのStgae IV乳癌ですので，抗がん剤を現時点で投与することの理由が不明です.完治をしない状況ですので，まずは可能な限りホルモン治療を継続すべきです.今できる最善の手は，AI＋CDK4/6阻害剤＋ランマークかと思います.もちろん，この治療がまったく無効（primary resistance）の場合には，次の治療は抗がん剤の選択かと思います.いったん効果があってのPDであれば，次の治療はEXE＋EVEかと思います.患者さんにもがんと共存しながらの延命治療であることをよく理解してもらった上で治療を行うべきかと思います.

症例⑤　患者さんは多くの疑問をもっている

　60歳代男性，201X年右乳癌で乳房切除＋腋窩郭清術施行．浸潤径：10mm，リンパ節転移：1/7，ER：100%，PgR：10%，HER2：0，術後TAM内服中の術後4年の時点で左乳癌（異時両側）を発症．浸潤径：11mm，ER：90%，PgR：0%，HER2：0，術後TAMをAI剤に変更して内服．その後2年の時点で左腋窩リンパ節転移を発見して，腋窩郭清施行．3個のリンパ節転移の診断．リンパ節転移巣もluminal type乳癌であった．この時点で家族歴に乳癌もあり，BRACAalysisでBRCA 2陽性が判明．術後AC×4サイクル施行した．しかしその後1年で鎖骨上リンパ節転移，肝転移（2個）が出現．PARP阻害剤（Olaparib）を開始した段階でセカンドオピニオンに来訪．

セカンドオピニオン時に持参された質問事項

　一般的に乳癌は主に女性としての治療方法，治療薬等が確立され，男性乳癌としては稀ながんと聞き及び一抹の不安と余命宣告1年との宣告にて，またリムパーザ（新薬）の効果があれば2～3年の余命があるようで，このまま座してモヤモヤ感を遺して死去を待つ身としては気持ちの整理または納得して逝きたい旨，躊躇はありましたが，違う角度から診たご意見をお聞きしたく，初めてセカンドオピニオンを受けさせていただきました．私事の夢実現（74～75歳）のため欲を言えば数年命を延ばすことは不可能なのかも含めて，何卒，ご教示頂きたくよろしくお願いいたします．

治療方針として最善方法を教えてください．
(1) 手術は不可能でしょうか
　　＊肝臓単体および大腸からの転移の場合は肝臓手術は可能ですが，乳癌・肺からの転移はがんの手術の種類が違うので手術は不可能と聞き及びましたが，がん種類とはどのような事なのでしょうか？
(2) 2週間前からリムパーザを服用しています．服用注意に肝臓・腎臓の

JCOPY　498-16034

病気が記載ありましたが，現在肝臓癌ですが大丈夫でしょうか？
(3) 高精度放射線治療との併用は難しいでしょうか（がんにピンポイント
で放射），がん細胞を死滅させる方法はないものでしょうか？
(4) がんの種類によって効果の有無があるとは思いますが，免疫チェッ
クポイント阻害剤は難しいのでしょうか？
(5) 光免疫療法が取り沙汰されていますが，治験中との事で保険適応外
ですが，どのような薬なのでしょうか？

→回答

今回の肝転移が左右どちらかの乳癌が転移をしてきたのか不明です
が，どちらのがんも ER 陽性乳癌ですので，内分泌療法が適応にな
ります．本来オラパリブは ER 陽性乳癌の場合には，内分泌抵抗性
になった段階で登録された OlympiAD 試験で抗がん剤と比較して有
効性を認めていますので，今回の場合には内分泌療法（＋ CDK4/6
阻害剤）を選択してもよかったと思います．しかし，すでにオラパ
リブが投与されていますので，このまま治療を続けて PD の場合の
次治療で FUL ＋ CDK4/6 阻害剤を考慮してもよいかと思います．
また，抗がん剤も何種類も候補はあり，余命が 1 年ということはな
く（先生からこう聞いていると言われました），平均 3 年程度はあ
るかと思います．また BRCA 陽性ですので，ご家族も十分気をつけ
る必要があることも説明しました．肝臓に関して，光免疫療法，陽
子線治療などは適応にならないことも説明，手術はできないのでは
なく，適応がないことも説明させていただきました．

症例⑥ セカンドオピニオンで来院する患者さんのなかには非常に熱心に勉強され、たくさんの質問を持参される方もいらっしゃいます

　50歳代女性，TN乳癌，術後EC⇒DTX治療の後，早期に多発骨転移を認めて，weekly P＋Bevacizumabを投与されているが，あまり効果を認めていない状況で，セカンドオピニオンで来院．BRCA陰性，MSI陰性，PD-L1陰性，胸骨転移による疼痛は胸部全体に広がっている．質問内容を下記に示す．

（1）オリゴメタに対して根治的な治療にチャレンジしたいのですが，今の病状と治療歴で選択できる治療には（先進医療も含めて）どのような治療戦略がありますか？　また，それぞれの治療法のベネフィット・リスクについて教えてください．

（2）胸骨の転移に対して放射線治療（陽子線/重粒子線を含む）を行う場合，心臓への被曝リスクはどの程度になりますか？

（3）仙骨への転移に対して放射線治療（陽子線/重粒子線を含む）を行う場合，大腸への被曝リスク（大腸穿孔や出血のリスク）はどの程度になりますか？

（4）被曝リスクを低減するためにスペーサーを使うことはできますか？

（5）仙骨転移に対して外科切除を行う場合，切除範囲は排泄に関わる神経にダメージを生じない範囲とできますか？

（6）根治的な治療を行う場合，アバスチン中止期間なども含め，どのような治療スケジュールが見込まれますか？

（7）寛解を狙える新薬や治療法の治験は現在行われていますか？　あるいは，近く行われる予定はありますか？（できればプラセボが使われる可能性のない治験）

JCOPY 498-16034

(8) 主治医は胸骨転移に注目しており，仙骨転移のほうの検査があまりされていないのですが，仙骨転移も注意してみる必要はありませんか？

(9) 将来的に排泄関係の神経がダメージを受けて QOL が低下するのを防止するため，仙骨転移に対してのみ根治的な治療を行うという治療戦略は考えられますか？

(10) 大きな転移巣である胸骨転移のみに根治的治療を行うことで，転移巣からの 2 次転移の確率を下げることはできますか？

(11) 現在の治療では転移巣の縮小がみられておらず，むしろ少し増大しているようなのですが，早めに抗がん剤を変えることについてはどう思いますか？

(12) 現在の治療とは異なる治療を考えるとしたら，どのような治療法が考えられますか？　また，その治療法のベネフィット・リスクを教えてください．

(13) 検査データを見て，胸骨・仙骨以外になんらか気になる所見はありますか？

(14) 骨転移について，造骨型/溶骨型/混合型/骨梁間型のいずれに見えますか？

(15) アバスチンは軟組織転移に効果が期待できるのはイメージできるのですが，骨転移にも効果が期待できるものでしょうか？　放射線治療を行う場合，アバスチンを 4 週間以上止めてからでなければできないと聞いていて，現状，転移巣が少し大きくなっていることもあり，ベネフィットが小さければ，早めにやめるのも選択肢ではないかと考えています．

(16) 原発巣はトリプルネガティブの診断を受けていますが，転移巣について改めてサブタイプ分類診断の検査を行うことについて，どう思われますか？　もし，トリプルネガティブでなければ，治療の選択肢が増えるのではないかと期待しています．

症例⑦　他の治療選択があったかも

　60歳代女性，20XX年右乳癌でBp＋SLNB施行．リンパ節転移：0/1，luminal type乳癌，断端陽性で追加切除．術後残存乳房RT，術後AI剤投与を開始．AI投与開始後3か月腫瘍マーカー上昇傾向でTAMに変更，4か月投与で腫瘍マーカー上昇傾向でフェソロデックスに変更して3か月，腹腔内転移（婦人科がんも疑い生検で転移確定）でEC 6サイクル施行．EXEを1か月投与後，PTX＋BVを開始，蛋白尿で休薬しながら継続している．

→回答

　マーカー上昇のみで治療を変更していることに疑問があります．画像での確認が必要であり，症状出現での変更で十分でした．

症例⑧　治療変更のタイミングが少し変かな？

　50歳代女性，20XX年右乳癌で乳房切除＋SLNB実施．Luminal type乳癌で術後LH-RHa＋EXEを5年投与して終了．術後11年で肺・肝・縦隔リンパ節転移出現し，AI＋CDK4/6阻害剤開始するも副作用（皮疹）で中断して，AI＋別のCDK4/6阻害剤に変更して1年半継続した．縦隔リンパ節転移の再増大を認めたので，Fulvestrant（FUL）＋同じCDK4/6阻害剤は継続に変更．さらに病状の悪化があれば化学療法の施行を検討している．

→回答

　DFI 11年での再発症例ですので，ホルモン療法を長期継続できるケースだと思います．FULへ変更した際のCTを拝見しましたが，

JCOPY 498-16034

明確にリンパ節が増大したことがよくわかりませんでした．もう少し前の治療を継続でもよかったのではないでしょうか．CTでは肝転移，肺転移も不明瞭ですので，まだまだホルモン療法継続でいいのではないでしょうか．今後もEXE＋EVE，MPAも選択肢になるかと思います．余命を聞かれたので，この方の場合は再発後10年と回答しています．その期間を見越した治療戦略が重要です．

症例⑨　なぜER陽性再発乳癌でECから開始？

40歳代女性，20XX年左乳癌，Bt＋Ax施行．リンパ節転移：1/10，ER陽性，PgR陽性，HER2：0，術後TC×4完遂後LH-RHa＋TAM開始．術後1年目に上肢浮腫に対してリンパ管静脈吻合術施行．術後2年PET/CTで多発骨転移，縦隔リンパ節転移．骨転移2か所に照射後，EC療法を3サイクル施行した段階でセカンドオピニオンで来院．

→回答

DFI 1年10か月で多発骨転移,縦隔リンパ節転移を起こしています．Luminal typeですが，術後ホルモン療法の効果がなかったように見えます．しかしnon-life threateningな転移ですので，まずはホルモン療法からの治療が標準治療と考えます．ECは不要だったと思います．具体的にはLH-RHa＋AI＋CDK4/6阻害剤です．BRCA変異はなかったようですが，家族歴からもHBOCを強く疑います．自費での遺伝子パネル検査もお勧めしました．また今後保険での遺伝子プロファイリング検査の実施も考慮が必要です．

症例⑩　治療効果が？

　50歳代女性，20XX年健診の胸部X線で両肺結節が指摘され，左乳房腫瘤も精査の段階で指摘された．乳房腫瘤，肺結節に対して針生検を施行．原発巣：high grade DCIS, ER：90％, PgR：70％, HER2：3＋, 肺結節：乳癌の転移，ER陽性，PgR陽性，HER2：3＋, CTで指摘された肝腫瘤は再生結節と高分化肝癌との混在の可能性ありとされ，消化器内科で経過観察中．治療はHPD×6コース施行．治療効果はSDで, T-DM1に変更．1年6か月後に乳房腫瘤の増大と肺結節の増大で，AI＋Trastuzumabに変更．半年で肺結節は縮小している．今後の治療についてセカンドオピニオンで受診．

→回答

　原発巣，肺転移巣もluminal HER2 typeの結果ですが，抗HER2療法がまったく効果を示さなかったと理解をしました．HER2判定は正しいでしょうか？　少し疑問が残ります．また原発巣がDCISにかかわらず，肺転移が出現しているのはおかしいのですが，原発巣のどこかに浸潤部分があり，そこから転移を来したと理解できます． HPDはまったく無効だったのでしょうか？　T-DM1に変更した理由が明確ではありませんでした．AI＋Trastuzumabが有効なことは間違いありません．現時点ではこのままAI剤を継続すべきです． HER2陽性が確かであり，HPDがprimary resistanceでなければ，このままAI＋Trastuzumabの継続でOKかと思いますが，HPDがまったく無効であり，HER2陽性の判断が怪しければ，Trastuzumabはやめてもよいかもしれません．また今後現在の治療がPDになった際には，ホルモン治療の変更（FUL＋CDK4/6阻害剤⇒EXE＋EVE⇒TAM⇒MPAなど）の選択肢になりますし，その後はT-DXdへの変更がよいかと思います．

JCOPY 498-16034

症例⑪　確定診断の大切さ

60歳代女性，20XX年左乳房腫瘤を自覚して来院．生検で乳癌と診断，術前CTで肺に転移を認め，肝硬変も認めた．Stage IV 乳癌であるので，まずは化学療法をと考えたところ，セカンドオピニオンの希望があり当院へ紹介．ER：8，PgR：8，HER2：1＋，Ki67：50%．

→回答

左乳癌は間違いありませんが，左腋窩リンパ節の腫大がCT上は見当たりません．また腫瘍マーカーも正常値です．以上のことから多発肺結節が乳癌の転移であると確定できないと思います．もし肺転移でなければ，乳癌はStage IIになります．肺結節の確定診断をまずはつけるべきだと思います．CTガイド下針生検あるいはVATSでの楔状切除で病理診断で確定診断をつけることが第一です．その上で，Stage IV 乳癌と確定された場合ですが，乳癌のsubtypeと肺転移もsubtypeを検索すべきですが，同じluminal typeであれば，完治を目指す治療ではないので，まずは内分泌療法から開始すべきです．AI＋CDK4/6阻害剤の選択になると思います．肺結節が乳癌の転移ではない場合は，乳癌については根治を目指して手術⇒内分泌療法（±抗がん剤）を行うべきです．肺の診断が原発性肺癌であれば，それに対する治療が必要ですし，良性結節であれば乳癌治療のみに専念すればよいかと思います．

症例⑫　急激な症状悪化，どうしようもない

60歳代女性，20XX年T4bN3M0 Stage IIICでDTX×4⇒EC×4施行．治療効果はcPRで手術（Bt＋AX）施行．ER陽性，HER2陰性で，

術後 AI 内服，胸壁鎖骨上照射も施行．術後 1 年腹痛，嘔気出現し CT で高度多発肝転移，肝酵素も急激に上昇．PTX ＋ AVA 治療を開始．

→回答

DFI 11 か月で急激な悪化による多発肝転移の状況です．現在の治療としては weekly PTX ＋ AVA が最適と私も思います．この治療が無効の場合には次治療はできない状況（黄疸，肝酵素の上昇，腹水など）だと思います．早ければ 3 か月の余命とご主人，長男に説明をいたしました．今後は，本人が残された時間をどうしたいのかを家族で相談することが大切であり，最期をどこで迎えたいのかも，決めておく必要があります．在宅, 病院など選択肢がありますので，それも確認したほうがよいかと思います．

JCOPY 498-16034

さいごに

稿を終えるにあたり，医師として35年間，多くの先輩・同僚・後輩に支えられ，患者さんから多くのことを学ばせていただいたことを思い出す．本稿の中でも愛知県がんセンターで経験した臨床課題を，後輩と共に研究した内容を掲載させていただいた．

乳腺科医の出発点となった26歳での岩瀬弘敬先生（前熊本大学乳腺内分泌外科教授・第25回日本乳癌学会会長）との出会い，研究生活の中で学問のイロハを教えていただいた故小林俊三先生（第10回日本乳癌学会会長）の薫陶，愛知県がんセンター乳腺外科で手術・診断の凄さを教えていただいた岩瀬拓士先生（第24回日本乳癌学会会長）との出会い，2000年の第100回日本外科学会の最中に，日本の乳がん診療の未来を熱く語り合った盟友の大野真司先生（癌研乳腺センター長・第31回日本乳癌学会会長）との出会いなど，私の35年の歴史は人との出会いの歴史でもある．

今もJCOG乳がんグループで全国の若い医師と，患者さんのためのよりよい医療を構築する議論を常に続けている．若い先生方は，現状に満足することなく，日常臨床に常に疑問を持ち，"なぜ""どうして"と心でつぶやきながら日々の診療にあたってほしい．

私の30年間の乳癌専門医としての備忘録が，後輩の皆さんや多くの患者さんの今後に少しでもお役に立てば幸いです．

2022年5月

岩田広治

索　引

［著者略歴］

岩田広治（いわた　ひろじ）
愛知県がんセンター　副院長兼乳腺科部　部長

略歴

昭和 62 年	名古屋市立大学医学部卒業　同年医師免許取得
	名古屋市立大学第 2 外科入局（正岡昭教授）
昭和 63 年	セントラル病院（名古屋市中区）外科医員
平成 元 年	豊橋市民病院桜ヶ岡分院外科医員
平成 3 年 7 月	名古屋市立大学医学部第 2 外科臨床研究医
平成 6 年	学位取得（医学博士）
平成 6 年 5 月	国民健康保険 前島病院（三重県）外科医員
平成 7 年 11 月	名古屋市立大学病院第 2 外科 臨床研究医
平成 8 年 12 月	名古屋市立大学医学部第 2 外科 助手
平成 10 年 4 月	愛知県がんセンター乳腺外科 医長
平成 15 年 4 月	愛知県がんセンター乳腺外科 部長
平成 17 年 4 月	愛知県がんセンター中央病院 乳腺科 部長（施設名称の変更）
平成 19 年 4 月	名古屋市立大学医学部 臨床教授（兼任）
平成 24 年 5 月	愛知県がんセンター 副院長（兼任）

所属学会

ASCO（American society of clinical oncology）会員，ESMO（European society for medical oncology）会員，日本乳癌学会理事・指導医・専門医，日本臨床腫瘍学会理事・暫定指導医，日本乳房オンコプラスティックサージャリー学会（JOPBS）理事，日本外科学会指導医・専門医，日本遺伝性乳癌卵巣癌総合診療制度機構（JOHBOC）理事，日本癌治療学会，日本乳癌検診学会，日本癌学会，他

受賞

第 3 回日本乳癌学会奨励賞
JJCO Paper of the Year（2012 年）
瑞友会賞（2017 年）

著書

［総監修］『別冊 NHK きょうの健康　乳がん―からだとこころを守る』NHK 出版, 2005 年.
『セカンドオピニオンから学ぶ乳がん診療』中外医学社, 2015 年.
［監修］『乳管造影アトラス』金原出版, 2021 年.

エビデンスで語れない乳癌診療の極意
——臨床 30 年の経験から伝えたいこと　　　　　　　　　ⓒ

発　行　2022 年 7 月 5 日　　1 版 1 刷

著　者　岩　田　広　治

発行者　株式会社　中 外 医 学 社
　　　　代表取締役　青　木　　滋
　　　　〒 162-0805　東京都新宿区矢来町 62
　　　　電　　話　　(03) 3268-2701 (代)
　　　　振替口座　　00190-1-98814 番

組版 / 月・姫株式会社
印刷・製本 / 三和印刷株式会社　　　　　　　＜ SK・YS ＞
ISBN978-4-498-16034-7　　　　　　　　　Printed in Japan

JCOPY　＜(社) 出版者著作権管理機構 委託出版物＞